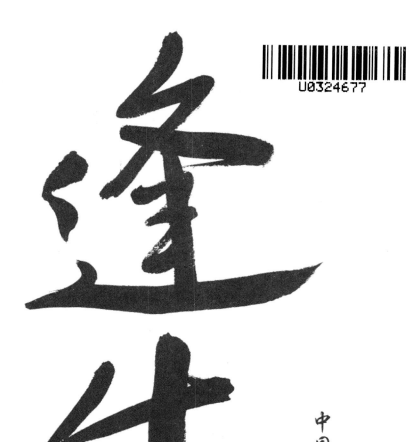

逢生

中国抗癌协会理事长

郝希山

FENGSHENG ZHONGGUOKANGAIGUSHI

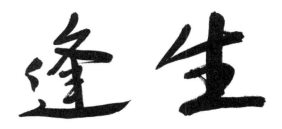

逢生

中国抗癌故事

中国抗癌协会 编写

天津出版传媒集团

 天津科技翻译出版有限公司

图书在版编目（CIP）数据

逢生：中国抗癌故事/中国抗癌协会编写.—天
津：天津科技翻译出版有限公司，2018.10
ISBN 978-7-5433-3883-8

Ⅰ.①逢… Ⅱ.①中…. Ⅲ.①癌-防治 Ⅳ.①R73

中国版本图书馆CIP数据核字（2018）第215698号

出　　　版：天津科技翻译出版有限公司
出　版　人：刘庆
地　　　址：天津市南开区白堤路244号
邮政编码：300192
电　　　话：（022）87894896
传　　　真：（022）87895650
网　　　址：www.tsttpc.com
印　　　厂：天津市钧业印务有限公司
发　　　行：全国新华书店
版本记录：710×1000　16开本　13.25印张　160千字
　　　　　2018年10月第1版　2018年10月第1次印刷
　　　　　定价：48.00元

（如发现印装问题，可与出版社调换）

编委会

前　言

关于命

我是谁？赫拉克利特说过，人不能两次踏入同一条河流。今日之我与昨日之我必定不同。组成"我"的局部，无论是器官、组织、细胞、分子、原子、夸克，瞬息万变；人的存在，体现在整体能动性上：生理上，通过脑干控制节律和冷暖；心理上，通过大脑控制思考和行动。所有局部拼在一起不等于人体，因为有生命的整体才叫人体，没有生命的整体叫尸体。

因此，生命的首要属性是整体性和功能性。

把人体的任何部分放在显微镜下观察，每个画面里都是动物世界，病毒、细菌、原虫，无数生命生存繁衍在我们每个人的身体中，朝菌不知晦朔，蟪蛄不知春秋。人体中，小至线粒体、细胞，大至组织、器官，与人的整体紧密联系，休戚与共，但又各有组成结构、独特功能、内外微环境，各有其完整性、独立性和能动性，自成系统，自成生命。因此，在人体的大生命里，存在着不同层次、不同形态、不同数量的中、小、微生命系统。佛家说：同一日月所照之四天下为一"小世界"，一千"小世界"为一"小千世界"，一千"小千世界"为一"中千世界"，一千"中千世界"为一"大千世界"。大略同义。

因此，生命的另一属性是多层性和复杂性。

生命很像小孩子玩积木游戏。今天搭一个城堡，明天建一座塔楼，还是那堆积木，每次组合的方式不同，组成的整体就不同。构成人体的原子大约有 10^{28} 个，原子寿命至少达到 10^{35} 年。在组成生命体之前，这些原子早就存在，曾化身草木鸟兽、风云雨雪，也曾在宇宙间游走。科学估算，人身体里至少有 10 亿个原子曾参与过诗仙李白的身体构建，随他"轻舟已过万重山"；有 10 亿个原子曾在成吉思汗的身体里待了数十年，伴他纵马弯弓射大雕。

让我们心存敬畏的是，我们的生命，还有无数次从头再来、重新组合和再生的伟大属性。

关于病

生命种群维系正常生存和繁衍的两大因素：天敌和疾病。

草原上的角马，对狮子应该心存感谢还是仇视？对个体生命而言，更多的是仇视和恐惧；但不可否认，对种群的繁衍而言，狮子是角马的恩人。如果没有了食物链上的天敌，自然平衡将被破坏，角马种群将会自生自灭。

疾病也是如此。谁都不愿得病，但不可否认，疾病伴随生命的诞生而来，调节生物种群消长，实现内部的优胜劣汰。对个体而言，虽然疾病使人痛苦，但疾病状态作为一种"破"，也孕育着"立"的可能。面对内外环境的变化，让生命警醒、调整和适应，经由"疾病"重建身体平衡，沐火之后，涅槃重生。

关于癌

第一，平常心，想通，接受。

癌细胞是与生俱来、生存能力强化了的自我，携带着个体的基因信息，作为遭遇极端环境时适应变化、寻求生机的储备军。它不是"妖魔"，我们无须也没法彻底清除其于体外。之所以成为癌症患者，只是因为自身免疫平衡的失调。

面对癌症诊断，多数人都经历过痛苦、绝望、否定等心路历程。时至今日，癌症虽未攻克，但近些年伴随医学技术的进步，诊疗手段的发展，我们至少已能把癌症变成与糖尿病、高血压一样可防、可治的慢性疾病。

当带瘤生存成为常态，每个患者首先要解决的是心理问题，不要怕，认识它，接受它。结肠癌患者杨宽说："我经常躺在床上揉着肚子说，你这个病啊，咱俩是老朋友了，共享一个身体，身体没了咱俩都没了。老朋友，咱们就像下棋一样，你不要过早地赢了我，咱多下一会儿。"这就是癌症患者最好的心态。

第二，积极改变内外环境，努力构建新平衡。

生命是整体，最重要的是"平衡"。任何疾病都有因有果，很多人在患病后才自我反思和检讨，不良生活习惯、工作过分投入、不善待自身、没有关注疾病早期症状和及时进行体检等，但亡羊补牢，犹未迟也。积极祛除病因，改变生活习惯，进行规范科学的治疗和康复，最终重构身体平衡，是完全可以实现与癌共生的。

第三，做一回自己命运的主人。

从正确认识疾病，到正确认识生命，是一种境界的提升。癌症患者要努力回答和解决四个问题：癌有所治，癌有所养，癌有所乐，癌有所为。从治疗到康复，从生活乐趣的重建到生命价值的实现，拾阶而上，步步为营，直抵生命大喜大悲后的"超脱"，直达生命大彻大悟后的"智慧"。以此为起点，你才能成为自己命运的主人，实现自我救赎。

记得一位医生在经历一番患癌历程后说："患癌前，我明白生命总有终结，但不知是哪一天；患癌后，虽然癌症可能让我生命缩短，可我还是如同从前，知道生命总有终结，依然不知是哪一天。唯一的区别是，从'懵懵懂懂地生'变成'向死而生'。生命的长度可能缩短，但生命的宽度、厚度和温度却都增加了。"

每个人都应成为推石上山的西绪弗斯，生命不息，攀登不止，因这就是生命的意义。

面对癌症，如何想通、接受，以平常心面对，如何改变自身内外环境以构建新的平衡，如何努力做一回自己命运的主人，奏响属于自己的生命奋斗之歌，我们不需要说教，只需一个舒缓的下午，静心感受，且听风吟——《逢生》。

中国抗癌协会理事长
中国工程院院士
美国医学科学院外籍院士

熙代明

2018 年 7 月 17 日

目 录

白茹云：

诗词励志 笑对病魔

编前按：

淋巴瘤患者白茹云在第 23 届全国肿瘤防治宣传周河北省启动仪式上送给病友们一首词："几年患病苦辛尝，虽寻常，总难忘。落尽青丝，粉面镜中黄。亲人温言诚相慰，绕床坐，问寒凉。梅花经雪放清香，历冰霜，志逾刚。雨横风狂，不碍赏春光。寄语天涯同命友，含笑行，莫徜徉。"文风豁达又饱含深情，在抗癌道路上她也是如此：诗词励志，笑对病魔。

　　白茹云是河北省南和县郝桥镇侯西村的一位普通农民。在 2017 央视的《中国诗词大会》上，41 岁的她在节目中淡定沉稳地答对全部问题，出场仅仅二十几分钟就成了"名人"，万千观众热情地用微博、微信、电话等各种方式，表达了对她的喜爱。白茹云其实是一位癌症患者。她从小就喜爱诗词，只要有闲暇的时间，她就悄悄地学，用诗在内心给自己播种下了一个花园。她是家中长女，小时候父母下地干活，她就在家里照看弟弟妹妹。"二弟8岁的时候得了脑瘤，每次病情发作，他就捶打自己的头，我拽住他的双手，但是没法缓解他的头痛。"白茹云说："弟弟都快把自己头打破了，看着又着急又心疼，为了转移他的注意力，我开始唱一些诗词歌谣。"听了姐姐的歌谣，弟弟会安静下来。就这样，只要弟弟再哭再打头，她就再背。那段时间，她积累了很多诗词。因家境贫困，白茹云初中毕业就辍学在家，干活儿补贴家用。虽然用来看书的时间少了，但是务农、打工之余，她还是会手捧诗书念念有词。

2011年，36岁的白茹云被确诊患上了淋巴瘤，病理诊断为弥漫性大B细胞淋巴瘤，这是非霍奇金淋巴瘤的常见类型。疾病的折磨和经济压力没有使白茹云一蹶不振，她想到了自己喜欢的诗歌。在河北医科大学第四医院（河北省肿瘤医院）血液内科治疗期间，她买了一本诗词鉴赏，住院一年多的时间里，她反反复复、认认真真地把这本书看完了，许多地方还做了注解。院区的一个小花园里有盆栽的荷花、干净的石凳和幽静的石子小路，这里是白茹云最喜欢的地方。每天输完液后，她就安静地坐在那里读诗，尝试着和诗词里的古人聊天。"看苏轼写的那些诗，比如'无波真古井，有节是秋筠'这句诗一开始我不明白，看了注释才知道这么有名的人其实被贬过很多次，生活一直很动荡，但人家还是豁达开朗，所以我就安慰自己，人家能行，我也行。"正是这种精神，支撑着白茹云迈过了一个又一个的坎儿。医生们为她制订了精细规范的治疗方案，6个疗程的化疗和1个疗程的放疗让她在医院里度过了近1年的时间。面对呕吐、头晕等副作用，医护人员的关怀和诗词的陪伴使白

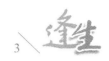

茹云顺利地完成了治疗，渡过了人生的一大难关。

完成治疗后，白茹云的耳朵听不太清，眼睛经常流泪，声带发音也不好。在外人看来白茹云遭受了太多的不幸，但她并没有那样想，她说："李白、杜甫、白居易等，都是满腹才华的大诗人，他们的人生没有一个是一帆风顺的，人生不如意事十之八九，这些都会成为过眼烟云。"她诗词励志，笑对病魔，并取得了胜利。目前，白茹云已经无病生存了 5 年，她的主治医生刁兰萍教授认为，她目前的情况已经到了完全缓解期，再复发的风险已经很低了。

在辛苦谋生和挣扎求生的日子里，是诗词给了白茹云一种放飞灵魂的自由。中央电视台后来播出的节目里，其他选手都是春秋装，还有人穿着短袖，白茹云穿的却是羽绒服、套着毛衣。"录制大厅太冷，咱身体不行，不能光顾着美，得顾命。""苏轼不是说'回首向来萧瑟处，归去，也无风雨也无晴。'对我来说，已经很好了。"白茹云拽拽羽绒服，"我现在想的就是怎么活下去，不再计较其他，什么都能一笑了之。"说着话，她眼里的泪水自然溢出，在这汪泪水的映射下，她的眼睛格外透亮。

在舞台上的最后一分钟，白茹云还不忘鼓励别人：生病的人不要太灰心，我们活着就好，活一天，就高兴一天！看着这样的白茹云，没有人觉得她不美。"她怎么可能会丑呢？她是美的，是大美！""面对苦难的挑战、死亡的威胁，她不慌不忙，无畏无惧，笑谈过往，庄重从容，她的美不倾国倾城，但倾尽全力。"

事实上，早在 2014 年 12 月份，白茹云就曾在河北电视台《中华好诗词》栏目一展风采，当时栏目组收到了全国各地热心观众写给她的信："病魔在你的坚强、乐观、善良、美丽面前一定会却步的！""一定要坚持，您是我们的榜样！""我们与你并肩作战！"……

　　是的，诗词让白茹云感受到了久违的自信和额外的温暖，让她在人生最困难的低谷中找到了最美的自己。

孙志明：

展现生命价值 让生活更精彩

编前按：

　　孙志明是一位肺癌患者，因病离开了心爱的勘探事业。他也曾痛苦迷茫，难以接受从健康人到癌症患者的巨大落差，但他很快调整心态，不仅积极治疗、康复，还参加了癌症康复会的工作，以自己的亲身经历帮助更多的癌症患者。癌症的磨难没有使他消沉，而是让他变得更坚强，在为癌友服务中他展现了生命的价值，生活也更精彩！

　　我叫孙志明，男，现年 73 岁，系原铁道部第三勘察设计院的一名退休干部。1993 年底我带领同事到安徽省贵池市执行铜陵到九江铁路（简称铜九线）的地质勘探任务。由于对南方气候不适应我得了感冒，发烧久治不愈。经胸透检查出肺部有阴影，回津后进一步 CT 检查发现右肺上叶有一直径 1.5cm 的肿物，病理检查确诊为肺癌，于 1994 年 1 月 20 日做了切除手术。那年我 49 岁。当时听到得了癌症我一下子懵了，脑子里一片空白，简直不敢相信这是真的，同时还感到非常委屈，认为自己多年来工作兢兢业业，为人善良真诚，怎么就得了癌症这种要命的病呢？

手术后还需要进行多次化疗，因工作性质所限，1996 年 51 岁的我不得不告别了已从事三十多年的心爱的勘探事业。从一名体质健康的基层领导干部瞬间变成了一个提前退休在家且重病缠身的患者，这一巨大落差，我很难接受。如何走好以后的路呢？看到妻子忙碌疲倦的身影、儿女凝重的神态和年迈的母亲，我心情无比沉重。家人无不为我伤心劳神、提心吊胆，整个家庭都笼罩在癌症病魔带来的阴霾之中。亲戚朋友也关怀备至。但这样的生活却令我难以忍受。

冷静思考后，我清醒地认识到，作为一个男人、家庭的顶梁柱，我必须振作起来勇敢地面对现实。首要的是调整心态：吃五谷杂粮不可能不得病，别人能得的病自己也可能得，怨天尤人不利于治疗，更不利于康复，只有尽快改变自己的精神面貌和生活方式才能减轻家人的思想压力。在与病友交流时我就说过："宁愿得癌症也不愿半身不遂，起码我能自理，不用麻烦别人。"谈笑的同时，也改善了家里紧张沉闷的气氛。

手术后我被转到天津医科大学肿瘤医院开始了长时间的化疗。化疗的痛苦是常人难以忍受的，有一段时间我的头发全掉光了，甚至一看见医院的大楼就开始反射性恶心、呕吐，但我坚持下来了，而且坚持了整整 3 年。

化疗结束后，我到癌症康复会做了一名义工，用自己的亲身经历现身说法帮助更多的肿瘤患者，让他们都能看到生的希望。而这一干就是 20 年，后来还被任命为副秘书长。为了胜任办公室的工作，66

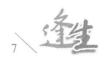

岁的我虚心向 7 岁的孙子学习汉语拼音和打字，还在家人的帮助指导下很快学会了收发文件等简单的电脑操作，这极大地提高了工作效率。由于走医患结合、群体抗癌之路，方向正确，处理得当，我现已健康生存 23 年，能继续战斗在抗癌岗位上为患者及其家属服务。我的亲身经历证明了癌症是可防、可治、可愈的，癌症并不等于死亡。

20 多年来，我戒掉了烟、酒等不良嗜好，在康复会的工作中也始终坚守岗位风雨无阻，24 小时不关机随时接听来电解答患者咨询。7 年前的一天夜里两点多钟，一位不愿透露姓名的癌症患者家属打来电话说因害怕传染已多日未能安眠，当听到我告诉他癌症不传染时，他连声道谢并说："我终于能睡好觉了！谢谢！谢谢！"有一位教师患癌后失去了活下去的勇气，经过我们耐心疏导，已重返工作岗位多年，直到现在还经常打来电话对康复会给她的帮助表示感谢。为了更好地为患者服务，我以康复顾问的身份与广大网友做网上交流，收到良好的效果。癌症康复会通过与天津医科大学护理学院师生沟通交流，医患换位思考，互相理解，有效改善了医患关系，提升了教学质量，体现了人文关怀，提高了康复效果。

我也获得了很多荣誉。1998 年、2003 年我先后被评为"克癌勇士""天津市抗癌明星"。2009 年 8 月，我有幸受中国抗癌协会的举荐和兰斯·阿姆斯特朗基金会的邀请，作为中国癌症康复者的唯一代表参加了在爱尔兰首都都柏林举办的第一届全球抗癌峰会，并作为天津市抗癌协会癌症康复工作委员会的副秘书长接受了大会组委会的专访，用自己切身体会介绍癌症早期发现（重视体检）和及时治疗的必要性和重要性，还谈了手术对癌症患者身体造成的创伤、患者本人及家属在精神和经济方面所承受的沉重压力和负担，并由此引申到从预防到治疗再到康复这一系统工程的完整性。《大众生活报》、天津人民广播电台、《每日新报》等也报道了我的抗癌经历。2017年12月9日，在北京全国政协礼堂，由中国抗癌协会康复会主办的全国"感动生命"抗癌优秀故事征集、评选表彰颁奖大会上，我被评为全国抗癌明星。站在领奖台上的那一刻，我知道，我的生命被癌症赋予了新的价值。

我要感谢癌症这一磨难，它让我变得更坚强！

岩雅泉：

逆境铸风骨 书法写人生

编前按：

岩雅泉是骨癌患者。他经历坎坷，偶然间受到触动，于逆境中奋起，克服了难以想象的困难精研书法，并获得了成功，不但在各大书法比赛中获奖，还成为中国楷书艺术研究院研究员。笔铸就了岩雅泉的风骨，同时他不忘感恩回报，义务教授书法，希望为社会培养更多热爱书法、练习书法的人，谱写出人生的辉煌篇章。

岩雅泉是蒙古族人，1958 年 7 月出生于青海省西宁市湟源县一个偏僻的小山村，父母都是勤劳朴实的农民。在那个经济窘迫的年代，他的父母起早贪黑地忙碌着，但因为孩子多，还是解决不了一家人的温饱，于是在他 8 岁的时候，为了减轻家中的负担，父亲忍痛把他送到别人家去牧羊。在一次放牧中岩雅泉不慎被一只猎犬咬成重伤，父亲含泪把他接回家中，他伤好后，父亲决定让他去读书，岩雅泉因祸得福，有幸成为家中唯一的读书人。1979 年 9 月，岩雅泉通过考试参加了工作。在那个年代能够跳出农门、端上"铁饭碗"是件非常不容易的事，全家人都为他高兴，岩雅泉也对自己的未来充满了希望。他被分配到祁连县的野牛沟乡工作。他很珍惜这份来之不易的工作，勤勤恳恳，努力工作和学习，从不计较个人得失。他的这种吃苦耐劳、积极主动、爱岗敬业的精神得到了大家的肯定，不久后他担任了乡政府的团委书记，因工作成绩突出，他任职的团委荣获全省优秀团委，他个人也荣获优秀团干部而受到了有关部门的嘉奖。

岩雅泉 29 岁那年，省里下达了冬季灭鼠任务，他被安排到最寒冷的沙龙一带去灭鼠。12 月的高原天寒地冻，好几个同事不同程度地都受到了冻伤，岩雅泉的双脚也被严重冻伤了，虽然被及时送到省级医院进行治疗，但还是留下了严重的后遗症，每到冬季，他就会双脚肿胀、溃烂、流血、流脓，他只好住院治疗并进行了多次清创手术治疗。因为行走不便，有一次他摔伤了右髋关节，在髋关节复位手术后，刀口发生了感染，为了保住性命，医生不得已给他做了髋关节全部切除手术，在手术过程中因意外导致大腿骨折，又给他做了复位手术。由于他没有能力安装价格昂贵的人工髋关节，没有髋关节的右腿比左腿短了近 15 厘米。再加上因双脚冻伤做的手术，他接受的各种手术已达十几次之多。

2000 年 10 月 3 日，是岩雅泉一生中最难以忘怀的一天。他左脚的 5 个趾头开始溃烂，久病成医，他知道脚趾头要保不住了。由于害怕住院治疗和住院治疗时昂贵的医药费，他自己做了一个大胆的决定。这一天，他先打发妻子回了娘家，然后买来刮脸刀片、消毒用品以及消炎药，在没有打麻药的情况下，就在自己的左小腿处绑上止血带，然后咬着牙用刀片割下了自己的 5 个脚趾头。当他看到平时看着很小此时却像个小山似的堆放在炕上的 5 个血淋淋的脚趾头时，他几乎被吓晕了。为了防止远端肢体缺血坏死，他承受着巨大的痛苦，每隔 10 分钟松开一下止血带，以恢复血液循环。这个无奈的举动，被他的朋友们知道后，一传十、十传百地传开了。到现在，有些人见了他还"大侠""英雄好汉"地叫着。可是他们哪里知道，他也是在无奈中做出的决定。他原以为截掉 5 个脚趾，一切就会好起来，但他万万没有想到，灾难仍接踵而至。2011 年，岩雅泉的左脚开始溃烂，并流脓流血不止，他不得不又住进医院，经检查被确诊为骨癌，原来他的左脚因常年感染已出现恶变。医生建议尽快截掉右腿以延长生命。他本来已经难以承受的肉体痛苦和心灵痛苦又重重地遭受一记重创，他的精神几乎彻底崩溃了。但他知道他没有其他选择，为了家人他必须坚持，既然别无选择，那就要振作起来面对现实。那一年，恰逢他的儿子高考，为了不影响儿子的考试，他瞒着家人独自一人去省医院做了截肢手术，出院后不敢回家又在西宁郊区租了房子养伤，等儿子考完试他装上假肢后才回了家。在这期间，无论在医院做截肢手术还是出院后养伤，他都是拄着双拐自己照顾自己。很多时候，为了少走动，他成天以方便面和白饼度日。然而过了一年，他的右腿因肌肉坏死又做了截肢手术。就这样，加上他自己亲手做的那场"手术"，他总共做了 19 次手术，住遍了省里的每个大医院，每一个医院的骨科大夫都认识他这个"老病号"。他的右腿无髋关节，又连续失去了双腿，这一切让这个铁铮铮的蒙古族汉子欲哭无泪。更让他想不到的是，在此期间妻子也因病先后住院两次，夫妻俩一共欠下了十几万的外债，对他的家庭来说无异于雪上加霜。好强的岩雅泉曾经无法面对如此残酷的现实，他自杀过两次，但都被亲人及时发现，后来只好借酒消愁。

有一天，岩雅泉在偶然间看到了这样一句话："生命可以燃烧，也可以腐朽，我要将我的生命燃烧直至灰烬。"他那颗死寂的心突然被触动，又怦然而动了。其实岩雅泉一直以来都酷爱书法，在他的心底埋藏着一团热爱书法的烈火。那时，他的书法作品也已经得到了很多专家的肯定。他想，如果他有所追求、有所寄托、有所梦想，就会忘记病痛，他燃烧的生命或许会发出耀眼的光芒。于是，他跟妻子商量后，在西宁郊区租了房子开始专心练习书法，而他的妻子一边打工一边照顾他。

在那个简陋的出租房里，他每天练习书法的时间都在8个小时以上，凭着超凡的毅力他坚持练习了5年。他的这种精神打动了好几位省内知名的书法家，他上门求教时，他们都无私地指导过岩雅泉。为了进一步提高自己的书法水平，他多次去北京、上海、江苏等地参加书法培训班。但他还是不满足于这样的培训，他大胆地给国内很多知名书法家打电话、发短信，希望得到他们的指点。可是，他等了好久都无人回应。正在失望之际，他接到了全国著名书法家胡立明先生的邀请，请他去北京进修学习。他就背着妻子亲手做的两个焜锅和馍子，一个人去了北京。在来自全国各地的四十多名学员的培训班中，他是在青海被录取的唯一学员。也是在那次培训班上，他的同学们看到勤奋好学的岩雅泉为了省钱不去食堂吃饭，只在宿舍喝白开水、啃干馍馍后，决定由全班同学分担他的饭钱。这件事对岩雅泉触动很大，他觉得只有努力学习才能回报大家对他的关爱。他每天早上4点起床，晚上不到午夜12点绝不休息。天道酬勤，在他的努力下，取得了去中国楷书艺术研究院学习的资格，学习结束后，他被评为优秀学员。这一次的求学经历为他增添了一份自信，而且有了胡立明先生的指点，岩雅泉的书法水平突飞猛进。在之后的3年里，他省吃俭用，把退休工资都用在了学习书法上。

虽然他要靠两条假肢行走，走得摇摇晃晃，还要常年服用抗癌药物，一天不服药就疼痛难忍，但他不甘心平庸，不甘心就这样输给命运。虽然在生活上清苦一点，但他在不断追求书法艺术的道路上忘记了自己的不幸。他说，他只要拿起手中的笔，就会忘掉一切，享受书法带给他的那种宁静与美感。他在书桌前常常一站就是5个小时，等写完一幅作品或者妻子叫他吃饭时，他才发现，他的双腿已经站得麻木了。他这种锲而不舍的努力有了收获：2014年6月11日，他的书法"六条屏"被青海省文化馆收藏；2015年他以优异的成绩在全国第三届楷书高级研修班结业；2015年12月2日，他成为中国楷书艺术研究院研究员；2015年西宁市三县联展中获得优秀作品最高奖；2016年经中楷院资格评审委员会评审通过他获得专家导师工作室资格；2016年12月21日，全国新闻出版书法家协会举办的"长征颂"安华杯全国书法比赛中他的作品入展；2017年12月，他的作品"集善仁美·共享芬芳"——中国·成都首届全国残疾人书画名家精品展中他的作品荣获二等奖。

从1998年开始，岩雅泉开始义务教授书法。跟他学过书法的学生达到2400余人，其中大部分是农村留守儿童，遇到热爱书法却因家庭困难买不起笔墨的学生，在他上门教书法的同时还自掏腰包给他们买笔和练习纸。2015年8月，他从网上结识了乐都的7名残疾人，这些残疾人都是书法爱好者，但苦于没有老师指点，岩雅泉就定期到乐都义务为他们教书法，使他们的书法水平有了进一步的提高，增强了他们的自信心。为此，青海电视台、《青海日报》《西海都市》报对他进行了采访报道。而他现在的心愿仍然是义务为社会培养更多热爱书法、练习书法的人。加入青海省癌康会以后，他主动负责给病友义务教书法。

在逆境中，笔铸就了岩雅泉的风骨，为他的书法作品注入了深厚的文化底蕴与素养。他靠着自己的坚毅和坚持，拯救了自己；他带着一颗感恩的心，秉承永不言弃的信念，以前所未有的自信和勇气，谱写他人生的辉煌篇章。

周　佩：

风雨兼程，一起走过艰难岁月

编前按：

周佩和丈夫没有汽车，没有别墅，没有花园和巨款，且历经磨难：因时代特色恋爱时的别扭，为了建造与众不同的温馨小屋8年的等待，恢复高考后周佩上大学丈夫独自带孩子的辛苦，一切将入正轨而周佩身患晚期胃腺癌时一家人的痛苦……虽然风急雨骤，但夫妻同心、风雨兼程，多舛的生命亦精彩，他们共同走向更加美好的明天！

四十多年前，我来到了隆隆的纺织机旁，当上了一名纺织女工，并认识了当时负责检修的周勤振先生，后来他成了我的丈夫。由于他雪白的皮肤、深凹的眼睛和一头黄色的卷发，厂里上上下下都喜欢叫他"外国人"。

记得那个年代二十来岁的青年男女是不能公开谈恋爱的，我和"外国人"的"周－周"式恋爱（我们俩都姓周）的消息在厂里一下子当作新闻"炸"开了。于是，车间主任、团支部书记纷纷找我谈话，要我注意影响。正当我们俩感觉在一个单位真"别扭"时，车间主任接到公司调令要他去另外一个单位工作，他提出的唯一条件就是要带上技术好的助手周勤振一起走。这样，我们俩的恋爱才有机会公开进行。

周勤振很会照顾我，省吃俭用为我们未来的小家购置物件。我晚班时，他常常买好点心来接我。那时我们的收入都很低，谈婚论嫁全靠自己平时的节省，真的很不容易。我们俩决定宁可晚一点结婚，也一定要建造一个与众不同的温馨小屋。就这样，从相识、相恋到结婚，他苦苦地等了我整整8年时间。结婚后，我们决定共同努力为我们未来的小天使创造一个我们现有条件下最好的生活环境。1年后，我们刚有了一个可爱的女儿，这时接到了全国上下恢复高考的通知，先生知道我想抓住改变自己命运的良机，就主动鼓励我参加高考，并表示尚未断奶的女儿由他来照顾。为了让我安心复习应考，他既当爹又当妈，既烧饭又洗衣，一个人承担了全部家务，在单位还要负责开发新产品。当我接到3年全脱产大学入学通知时，我们俩紧紧地抱在一起幸福地流下了眼泪……

3年的艰苦学习生活，为了不影响学习，我常常住在娘家，女儿想我时我才回家看看，只有寒暑假才能陪伴女儿，让先生稍稍松口气。好不容易盼到大学毕业，我不久又担任了行政领导工作，忙得早出晚归，连陪女儿学琴、开家长会等都是先生去的，以致老师很不客气地问我女儿："你妈妈究竟是做什么工作的？！"逢年过节，先生下班后总要去"六一"儿童商店观察最新的款式，回家后画图纸、配色调、买料子、裁剪缝、做样衣，夜深人静的时候，在灯下亲手缝制女儿的新衣裳。他一定要让女儿打扮得漂漂亮亮，不输给其他孩子。半夜醒来看到先生在灯下为女儿缝制新衣，我很内疚地对他说："真不好意思，因为我这些年的学习，使我们本来就不富裕的家庭负担更重，让你如此辛苦……"他总是说："只要你和女儿高兴，就足够了……"

天有不测风云，正当我风华正茂、事业有成、家庭幸福之时，厄运悄悄地向我走来……我刚要晋升去上级公司工作，常年劳累、精神压力等因素让我同时拿到一张"死亡宣判书"：我被诊断为中晚期的胃腺癌，而且医生告诉先生：我存活1年的希望不到20%……这突如其来的沉重打击，让我和先生一下子坠入痛苦的深渊。我们刚刚看到幸福在向我们招手，灾难就从天而降，死死地堵住了我们。命运啊，为什么对我们竟这样的不公？

手术后迷迷糊糊之中，好像听到不远处轻轻的抽泣声，我发现是丈夫在哭。这是我第一次看到刚毅的他如此悲伤，我的心顿时如刀绞一般，觉得实在对不起苦苦等我8年结婚、辛苦带大女儿、劳累操持家务、牺牲自己所有的先生，如果我就这样抛下他和女儿一走了之，良心上过不去啊……想到从小关心甚少的女儿，想到含辛茹苦把我抚育成才的母亲，痛苦的泪水从眼角旁淌下。在我们俩痛苦的眼光对视的一刹那，先生走近我的病床，拉着我苍白的手，说："尽管咱家并不富裕，但是你一定要安心养病，你一定要相信我！哪怕倾家荡产，哪怕只有1%的希望，我也要竭尽全力把你的病治好。我可以不抽烟、不喝酒、不添置衣物，女儿可以不学钢琴，我们可以没有别墅、没有汽车、没有名牌家具……可是我和女儿不能没有你……"从那以后，无论我在哪里，都会时常想起这段深深印在我心里的话。就这样，先生几乎天天下班后安排好女儿的晚餐就来医院给我送饭菜、瓜果和营养品。

为了节省开支，他开始骑自行车上下班。从徐家汇我治疗的医院到浦东我们的小家，再到川沙的工厂，路上骑车的时间来回足足五六个小时。我因为做化疗胃口不好，他还要想方设法烹饪可口的菜肴送来，吃的却是我剩下的饭菜。有一次，倾盆大雨、雷鸣交加，他还是照样骑车赶来，长时间的劳累加上营养缺乏，他在为我洗碗倒水时重重地摔倒在地，昏了过去……丈夫醒来后的第一句话就是："我要马上回去，女儿在家等我，她会害怕的……"同室的病友们都感动得擦着眼泪劝他住院观察观察，可他还是执意骑车回家。那晚我一夜没合上眼，心想，我必须好好活着，否则太对不起他了。在我得病治疗的半年多时间里，先生的体重下降了 20 多斤。

1989 年 8 月，手术 3 个月后，由于输血和大剂量的化疗，我又一次走到死亡的边缘，谷丙转氨酶数值高达 600～1000，全身黄疸。就在我痛不欲生、万念俱灰之时，我姐姐为我找到了正在体育研究所传授郭林气功的袁正平、杨汉昌两位老师，于是我开始跟着他们学郭林气功。幸运的是，恢复体能的同时，袁正平老师正在酝酿组建上海癌症患者俱乐部（上海市癌症康复俱乐部的前称）。1989 年 11 月 7 日，我们气功班结业的同时，我作为首批会员加入了群体抗癌的康复组织，跟着袁会长很快从一名康复者到光荣的志愿者，在俱乐部建设、康复学校运作的全程中默默奉献着自己爱的力量。

参加俱乐部和康复学校的各项活动后，先生看到我的心情一天天好起来，十分支持我。为了拍摄一次次活动的情景，他不声不响地花近万元买了摄像机，有时他还向单位请假参与我们的康复活动，把我和病友们在俱乐部康复学校活动的美好瞬间拍摄下来，现在这些已成了俱乐部康复学校宝贵的历史资料。俱乐部创建、重建"希爱"康复活动中心，他都在家里不多的积蓄中拿出相当于几个月的工资给我做捐款。为了全身心投入俱乐部康复学校的志愿者工作，我和他商量提早 10 年退休。可是，早出晚归和频繁的康复活动、教育培训等，最后还是他辛苦地操持着我们的家务。我常常和他开玩笑地说："我欠你的，这辈子是还不清了……"

这些年来，特别是重病后的 20 年，是我与他牵着手共同艰难地走过的，虽然历经风雨坎坷，却把我们更紧密地联结在一起。晚餐后，我们偶尔一起散步时，自称不会说话的他也会得意地说："我这个人无论在家里还是单位，不管做什么事，都是踏踏实实、兢兢业业的，我们没有汽车、别墅，没有巨款，但是我们拥有的却是再多金钱也买不到的，我们有其乐融融的家庭、健康的生活，你能全身心从事心爱的康复教育事业，也算是我默默耕耘的结果吧。"

这就是我眼里先生的人格魅力，也是我一直从心里深爱着他的根本原因。

我静下来时常常会思考这样一个问题：对于生命的成长，如果没有感恩之心相待，那么无论多么辉煌充其量也只是一个外在的形式。在我们俩之间，始终保持着夫妻的平等和关爱。孤单时，给对方一句温馨的问候；疲劳时，用双手抚摸对方的肩背；生病中，捧上开在心中的瑰丽鲜花，既有朋友一样相互尊重、开诚布公，更有亲人的相濡以沫。此时此刻，感恩之心自然会由心而发，充盈着属于我们的小天地。女儿是我们爱情永恒的最好见证人，看着我们在风雨兼程的岁月一路牵手过来，她获得了比许多富裕人家的子女更多的爱的熏陶。

没有人会永远幸运，永远沐浴在和煦的春光里，安逸地度过一生；也没有人会一直那么美好，在秋风清凉地拂过面颊的季节，舒适地等待着收获。可是，人生的确是一场轮回的四季，不会永远只是最漫长的冬季。生活的坎坷给了我们沉重的洗礼，然而这并不仅仅是痛苦和挫折，如果没有雨水的滂沱、没有寒风的肆意，怎么会有对艳丽彩虹和温暖阳光的欣赏与享受呢？！

　　我坚信，风雨的兼程最珍贵；我要大声说，多舛的生命亦精彩。我和先生继续牵手的日子里，希望岁月抚慰我们曾经的创伤，共同走向更加美好的明天！

刘　翎：

破茧化蝶 绽放美丽

编前按：

刘翎是卵巢癌患者，已成功抗癌17年。最初患癌时她也是痛苦彷徨，但她在家人的关爱和支持下坚持规律服药、坚持锻炼、坚持健康饮食，逐渐康复，而群体抗癌更使她破茧成蝶，绽放出了别样的美丽。

刘翎的第二次生命始于2001年，一场大病改变了她的人生轨迹。17年前，在郑州铁路部门工作的她一直腹痛，可又始终找不出原因，后来疼痛越来越严重，于2001年11月1日接受了剖腹探查术。探查发现她是卵巢癌晚期，一个直径十多厘米的肿瘤紧紧包绕着子宫，且部分肿瘤已经坏死，整个腹腔充满了腹水。于是医生为她施行了卵巢、子宫及阑尾切除术，术后病理证实为卵巢癌晚期、淋巴转移，医生说她只有6个月生存期。其后1年内她先后接受了2次大手术、7次微创和6次化疗，白细胞一度低至800个/mm³。突如其来的这些打击让刘翎倍感绝望，她实在无法接受这个现实。恐惧击垮了她，她整夜睡不着觉，不停地哭泣。"病痛吞噬着我的生命，而化疗让我生不如死。"刘翎回忆说。化疗副作用使她皮肤发黑，肠胃受到刺激导致喝水都呕吐，甚至胆汁都吐出来了，经常呕吐使她喉头痉挛、声音嘶哑。"整个人就像案板上的肉，被一刀刀剁碎，没得选择，也无法躲藏。"刘翎说。她的同事看到她这样子都吓坏了，认为她活不过 3 个月。

当年和刘翎一起住院的病友基本都已不在人世，为什么她能依然活得光彩照人？刘翎说是因为她能坚持、能吃苦。17 年来，她坚持规律服药、坚持锻炼——每天早上 6 点半到 9 点风雨无阻地去体育馆跳健美操、坚持健康饮食——不碰罐头、火腿肠等可能含防腐剂的食品和以前她最爱吃的油炸食品。家庭也是刘翎坚实的后盾。生命之光艺术团每次演出，男声合唱团"少林组合"都会倾力加盟，这里的主力之一夏老师就是刘翎的老公；她跟她当年考大学的女儿有个约定——我为你活着，你为我学习。如今女儿双硕士毕业，已是两个孩子的妈妈。

患病期间，刘翎偶然得知郑州抗癌俱乐部正在举办抗癌明星讲座，她怀着好奇心去了。后来她了解到参加这个组织的人都是癌症患者，大家一起抱团、共同抗击病魔，他们中有人已经患癌后存活了30年以上，他们的精神也深深地鼓舞了她。再加上刘翎从小就喜爱跳舞，于是她便毫不犹豫地加入了组织，重新燃起了对健康和生活的希望，走上了积极抗癌之路。

从此，她的康复之路不再孤单，化疗期间她带着引流管和假发自编自演、自费购买演出服装。作为河南省生命关怀协会癌症康复会会长、生命之光艺术团团长，她带领艺术团的姐妹们在河南省各大医院坚持为癌友演出，向癌友展示癌症不等于死亡，是可以战胜的，以此鼓励癌友积极抗癌。2007 年，刘翎还代表河南在北京参加全国妇女迎奥运比赛，并获得金奖。她带领艺术团积极参与社会公益活动，经常一起为患者表演节目、话疗，开展慰问活动，向他们讲述自己的故事，鼓励并帮助他们。并在河南卫视为白血病患儿向全球征集造血干细胞，还为贫困山区小学捐赠图书、棉衣，为他们办图书馆，在监狱、戒毒所做义务帮教，为太阳村的儿童（父母都在服刑无人抚养的儿童）捐衣、捐物、捐赠体育用品等。

抗癌 17 年，做志愿者 17 年。在她看来，群体抗癌、抱团取暖给了她精神力量和关爱，改变了她的人生，延长了她生命的长度，而这样的改变更是给予了她不一样的人生信念。从活动的参与者到公益活动的践行者，正如她的座右铭——不做生活的懦夫，活出生命的长度，更要活出生命的宽度，始终笑对人生。

共同抗癌，永远在路上。

闫茂顺：

退一步海阔天空

编前按：

闫茂顺，一个胃恶性平滑肌肉瘤患者，发现时已是中晚期，但经过系统、正规治疗和患者自己的努力，目前已经存活二十余年。他用自己的经历告诉大家癌症是可以康复甚至痊愈的，他很愿意把自己在癌症康复过程的体会和感悟分享给大家，希望每个癌症患者都能尽快康复、健康长寿！

我今年 73 岁了，自 1995 年诊断为胃的癌症，至今已有二十余年。回想起当初的情景仍历历在目。

1995 年的秋天，天空下着淅淅沥沥的小雨，我没有带伞，怀着沉重的心情低头走出了医院。这场秋雨把我浇了个透心凉，我的双腿在雨中有点迈不开步，兜里的诊断书使我感到越来越沉重。"胃癌"这两个字一直在我脑中徘徊，怎么会是我得了这种病？会不会是医生写错了？过去常听别人讲"一字值千金"的故事，今天我真是体会到了什么是一字"千斤"，这个"癌"字压得我喘不过气来。雨水顺着发梢一滴一滴往下掉，我也无心去管……

不知什么时候到了家，坐在桌前开始发呆，一杯热水都已放凉，仍然没有想出个头绪来：是再找个专家看看，还是找偏方吃一吃；是安排好后事，还是先把手头的事赶紧办完……

晚上躺在床上，一向躺下就睡着的我，如今两眼直盯着天花板，失眠了。墙上的时钟不断地发出滴答滴答的声响，今天听起来就像催命鬼，好像死神在一步一步地向我走来，真是叫人心烦。唉！时间真是无情，谁也逃不出这一关，不管怎么说生活还要继续，日子不能算完，还得要过每一天，什么叫度日如年，如今我有了体验。

后来下决心手术治疗，我于1995年12月21日住院，这时距做胃镜检查已经有两个半月了。又做了几天的例行检查、化验，在1996年1月4日，医生给我做了胃大部及大网膜切除术，术中病理结果是平滑肌肉瘤，属于中晚期恶性肿瘤，胃被切除了4/5还多。肿瘤切下来有4cm×4cm×2.5cm大小（固定后）。

术后一开始我的心情还是没调整过来，感觉很沮丧。一天好友来访，谈起了病情，我觉得很无奈，向他倾诉了衷肠：我这一辈子是堂堂正正做人，踏踏实实做事，从来没做过丧失良心的事，也没做过损人利己的事，为什么让我得这种病呢？实在是想不通。好友说："得病与做事是两码事，不能混为一谈，也不能怨天尤人，否则你就找不到出路。你知道风雨过后有彩虹吗？那就是你生命的第二个春天，有个癌症康复会你可以去看看，也许能找到希望。"

人走投无路时什么办法都想试一试，有没有希望试试再说，于是我抱着这个心态参加了康复会。在康复会里我学到了抗癌知识，了解了癌症是一种生活方式引起的疾病，受到了病友们的关心和照顾，这个大家庭中的病友们都似兄弟姐妹，非常融洽，有说有笑，快快乐乐。大家一起去听课，一起去爬山，一起在圈里发发照片互相欣赏，轻轻松松随便议论些什么……在这里大家建立起一种"把癌症当感冒一样"的心态，找不到秋雨的寒冷，找不到癌症的阴影，到处都是春雨滋润和百花盛开。从春游中的美景合影到锻炼身体中的雄姿百态，从舞蹈中的优美舞姿到模特队服装的斑斓，呈现在我们眼前的就像雨后的彩虹，光彩一片，给我的生活带来了一片温暖。

如今我已患癌症二十多年了，面色红润，身体健康，很多人都问我癌症康复的秘诀，其实没有什么秘方、秘诀，但确实有些个人体会，在这里跟大家分享一下，希望每个癌症患者都能像我一样尽快康复、健康长寿。

我觉得对癌症患者来说首先要控制好自己的情绪。自古就有"悲伤心，怒伤肝"的说法，情绪的好坏必然会影响自己身体的康复。刚患癌时，每个人都会思想压力很大，情绪波动大或者很悲观，这都是不可避免的，是人面对巨大变故时的自然反应。但这对养病是非常不利的，会影响睡眠，影响吃饭，不利于身体康复。所以要控制好自己的情绪，做到"三不"，即不怕、不急、不多虑。不怕，就是不要怕死。一听说自己有病了就想到快要死了，还能活几天等等，这样不行，会把自己陷入悲哀中而不能自拔。要这样想："我多活一天赚一天！"因为，死亡是每个人都要走到的终点，只不过所需时间有长短。现在我们就是要想办法延长这段时间，这有什么可怕的呢？这就是大自然的规律，顺其自然吧。不急，就是在治病上不着急。俗话说："病来如山倒，病去如抽丝。"平时，感冒还需要 7 ~ 10 天才能康复呢！所以，要准备打持久战！急管什么用？着急会容易发怒，怒会伤肝！要听医生的安排，一步一步地正规治疗。不要到处找治病的灵丹妙药或到处寻找偏方等，费心费力，而且也不一定有效。不多虑，就是不要想得太多。顾虑重重，想把什么事情都安排好了，按北京话说就是"瞎操心"。谁的福谁享，谁的罪谁受。当父母的不如放开了，什么事情都不要管，不要插手，让孩子们自己去闯。自己就安心养病，不是说心宽体胖吗？保持良好的心态，轻松欢乐的情绪，这是养病的基础，否则再好的药也不起效。医生治病不治命。自己的命运掌握在自己手中，控制好自己的情绪很重要！

我在癌症康复会中分享经验时常说要保证充足的睡眠，这很重要。古人云："百病起于食宿。"就是告诉我们吃与睡的重要性。尤其是睡眠，可以增强人体的免疫力，恢复人体的各种功能，促进人体的增长。婴儿的成长，不都是在吃、睡之间吗？有时，我们工作比较累了，睡个好觉就能恢复过来。如果一个患者，总睡不好觉，怎么能恢复健康呢？要想保证充足睡眠，首先不熬夜。每天按时休息，保证自己的生物钟平稳运行。其次不贪玩。不要让自己的大脑总处于兴奋状态，要放得开，不要总想事。不要受条条框框的约束，因为是患者，与正常人不一样。比如我有时夜里两三点睡不着了，就起来吃几片面包或饼干，然后躺下接着睡。因为饿了也睡不着觉，吃好才能睡得香。但晚饭一定不能过饱，可少吃多餐。

癌症患者一定要慎吃营养品和保健品。一得病，亲朋好友会送来很多营养品和保健品，有时家人也会买一些，该如何对待呢？我建议：根据自己的身体状况咨询医生后挑一两种食用，不贪多，不贪全。因为这些营养品和保健品只能是孝心、关心、爱心、热心的载体，不是药品，不是治病的。五花八门的补品很多，补什么的都有，都说得头头是道。但是自己目前的身体状况需要补什么，自己知道吗？是补血还是补气？是调节阴阳平衡还是提高免疫力？自己身体吸收和消化能力又怎样？要知道这些补品到身体内，是要打破身体内在平衡的，补不好就补乱了，会出现消化不好、身体不适等现象。有可能反而会降低身体的抵抗力，起到相反的作用，得不偿失。现在补品中的原料真伪难辨，可能含有其他化学成分。因此，我对保健品的选用上是慎重的，别听人家说得天花乱坠，自己心里要有把尺子，食用后自己感觉怎样就知道了。感觉好可少食用，感觉不行要立刻停用。我认为还是以合理膳食为主，多吃五谷杂粮为好。根据自身的情况，我掌握的饮食标准是要热、要杂、要软、要淡。

我知道很多癌症患者复查时特别关注化验单上的数值和箭头，拿来一看没箭头，全正常，会非常高兴！看到化验单上有箭头或任何一个指标有变化就会惊慌失措、害怕得不行，甚至血压都升高了。其实大可不必，我建议大家别太在意化验单上的指标，因为影响化验结果的因素很多，如抽血化验前自己的睡眠、情绪、食欲等，都会影响化验的指标，检查结果不一定能完全反映你身体的真实状况。有一些化验指标受药物的影响。我们老年人患有高血压、心脏病等慢性病的比较多，有很多化验指标变化可能是这些疾病引起的，比如我就有高血压、心脏病、脑梗死等病，坚持服药慢慢治疗就行了。我每次在复查的前3

天里，不乱吃药，不乱吃东西，保证睡眠和平稳的情绪，我认为这样的抽血化验指标基本上能反映自己的实际身体状况。如果对有些指标实在担心，就咨询一下自己的医生或其他专科医生，一定不要因此影响自己的情绪和身体健康。

癌症患者每个人身体的具体情况不同，一定要根据身体状况找到适合自己的锻炼和养生的方法。方法有很多，动与静都可以锻炼、养生。我们要弄明白养生养的是什么？养生不单是养体，而且要养心、养性、养德，心身合练，养生的效果才最佳。我认为，选择养生的方法有三个"适"：一是适合自己的兴趣，二是适合自己的身体，三是适合长期锻炼。不能人云亦云，见异思迁，三天打鱼，两天晒网。养生方法选一两种，足矣！我喜欢练太极拳。几十年来，一直坚持，从未中断。不求练成高手，只求锻炼身体。

需要强调的是，在癌症康复过程中，除了吃药、保养和锻炼，还有一项很容易被忽视的内容，就是自我调理。在多年的康复中我体会到：癌症患者只有学会自我调理，才能加快康复速度、提高康复效果。那么，什么是自我调理呢？我们都知道，癌症的发生与生活方式不合理有关。自我调理，就是个人在生活方式上进行调整，合理安排。我们这些得了癌症的人身体的免疫力降低了，体质也下降了，如不及时调整还是按照以前的做法我行我素，对健康是不利的。有些人不能面对现实，总认为身体没事了，只要加强锻炼就行了；还有些人情绪低落、食欲缺乏、睡眠不好等。以上说了情绪、睡眠和锻炼等方面的调理，但癌症康复过程中还要注意一些生活细节，这些细节调理得好就能收到事半功倍的效果。比如有很多朋友喜欢旅游，在旅游中要管理好自己的生活，因为外出旅游打乱了原来的生活规律，如外出游玩喝水少或者因换了地方睡不好觉等，这时需要自己调理，可以晚上回来多补充水或抓紧时间休息，如上车打个盹等。特别注意开春和入秋气温变化大，早晚要特别注意保暖。再有就是每次旅游间隔时间不能太近，要让生活和身体都有舒缓的节奏，这样不会感到疲劳，对身体的康复也有好处。还有些患者尤其是超过 5 年癌龄的患者自认为没事了，趁着年纪还不算大，坐车逛公园又不花钱或少花钱（有老年证、残疾证），就到处跑、到处转，疏忽了对自己身体的照顾和调理，很可能会出现癌症转移或引发其他疾病。

当然，我们还要防患于未然，注意体检和防癌筛查。我年轻时对疾病的警惕性差，最初胃部也不疼，只是感觉有些"别扭"，就是觉得胃里"揪得慌"，那个感觉很特别，反正就是不太舒服。当胃不舒服时只是吃药，因害怕胃镜检查时的痛苦不敢去做而耽误了诊断。恶性肿瘤早期很多是没有明显症状的，所以一定要及时检查，做到早发现、早治疗。

人生有时就是向前一步悬崖峭壁，退后一步便是海阔天空。生活中不能死心眼，有时换个方式换个活法可能会带来不一样的结果，癌症患者也一样有海阔天空。

任燕君：

涅槃重生　圆公益之梦

编前按：

本文作者是位乳腺癌患者，患癌的经历使她的人生有了根本性的转变，像浴火的凤凰经涅槃重生后更加珍惜第二次生命。与癌症抗争使她对生活和生命有了新的感悟和认知。遭受病魔身处困境之时，社会给了她很大帮助和支持，由此她感受到了浓浓情意和爱的传递，于是萌生了让爱心汇聚，为社会传递正能量的公益之梦。她积极参加社会公益，参加抗癌俱乐部，成立协会粉红之家，为社会奉献正能量，为癌症患者圆梦。

　　岁月无痕，当我们蓦然回首、翻阅自己的心灵历程时，总会有一段段记忆曾在你的生命中留下深深的痕迹。我儿时的梦想是做一名白衣天使救死扶伤，然而，我们"50后"这代人经历了太多的动荡，终究没有圆了我的医生梦。恢复高考后我上了大学，从幼儿教师、工程师到企业领导一步一个脚印走来，这期间的人生追求、风雨坎坷历历在目，但记忆最深的仍是我坚守梦想与命运抗争的日子……

2005年秋的一天，阴霾密布，这一天我接受了乳腺癌手术，当时我无奈地躺在手术台上，等待命运的宣判。术后我醒过来时已在重症监护室了，亲人、同事围拢床前沉默不语，我的左臂和胸前捆满绷带，无法抬起，我的心一下子仿佛跌进万丈深渊。当得知术后病理是左乳腺浸润性导管癌并已转移至腋下淋巴结、已是Ⅲ期时，我感到十分震惊。面对这突如其来的打击、病痛的折磨、精神的压抑、治疗的考验、漫长寻医路，还有经济上难以支持的窘迫……无助、压抑、沮丧、绝望、痛苦、迷茫的心情难以言表。但我想只要活着，就有希望，怀着对生命的强烈渴望，凭借自己多年担任党务干部的心理素养及在基层思想工作的磨炼，我决定勇敢地面对苦难，绝不轻言放弃，尽快走出痛苦和绝望的阴霾，就这样我经历左乳改良根治手术、炼狱般的化疗和漫长的内分泌治疗。两千多个日日夜夜！我经历了生与死的考验、痛苦与绝望的折磨、新生与成功的喜悦，死神终于与我擦肩而过。

我与癌结下不解之缘，患癌的经历也使我人生有了根本性的转变，仿佛经历过浴火重生的凤凰经过涅槃改变了整个飞翔轨迹，我更加珍惜第二次生命。经历过风雨才见到彩虹，与癌症抗争使我对生活和生命有了新的感悟和认知。当我遭受病魔身处困境之时，社会给了我很大的帮助和支持，由此我感受到了浓浓情意和爱的传递，于是我萌生了让爱心汇聚，为社会去传递正能量的公益之梦。我利用工作之余，积极参与社会公益，5.12汶川地震，向省委交纳一份特殊党费；参加西安最美女孩熊宁黄丝带志愿队为玉树灾区捐送衣物；六一儿童节为西安儿童福利院弱智儿童送去连衣裙和衣裤；对蓝田贫困山区留守老人，多次组织扶贫；5 年来坚持每周末去博瑞养老院做志愿者，带领艺术团姐妹为孤寡老人剪指甲、聊天、包饺子、理发、按摩，母亲节、重阳节慰问老人，为老人们照相、演出节目，送去节日的祝福。我们还推着轮椅上的老人去公园春游，带动更多大学生志愿者团队和爱心人士为特殊群体送温暖，为养老院首创大学生党员十余个创先争优、尊老爱老基地。

2010 年，我参加了西安抗癌俱乐部，听取专家讲抗癌科普知识及指导，并有幸参加了全球华人乳癌病友联盟大会。在这里，从集体力量中汲取抗癌斗争的信心和为癌症康复事业出一份微薄力量的决心，我深深体会到这个大家庭的温暖，决定用自己跳舞的艺术特长组建艺术团队，活跃丰富癌症患者这个特殊群体文化生活，真正用生命感悟艺术的真谛，用艺术去疗愈病患。2010 年，在抗癌俱乐部领导支持和一群兴趣相投战友们的帮助下，组建了第一个病友团队——西安抗癌俱乐部艺术团（新生命艺术团前身）。艺术团下设舞蹈、模特、合唱、器乐和诗歌五个专业队，每月每周开展常态活动，筹备策划每年的联欢会节目和日常活动的文艺演出。舞台上，我们展示着生命的绚烂，跳动着生命的旋律；舞台下，一张张热情洋溢，开心快乐的笑脸令人欣慰。我们还为社区艺术团编排党建 90 周年大型文艺汇演，参加陕西电视台"周末大家乐"、西安电视台"都市女孩"栏目等多种活动和比赛。成功举办 6 届联欢会和西安抗癌俱乐部成立 20 周年庆典，展示了群体抗癌风采。抗癌经历使我懂得生命的可贵和科学抗癌的重要，心理状态和思维方式是癌症治疗和康复的前提，艺术在病友中焕发出毋庸置疑的活力和神奇的疗效，让新患癌症的病友重拾自信、绽放美丽。

　　我们一群乳腺癌病友还于 2012 年 3 月 8 日发起倡导成立了协会粉红之家，参加了西安电视台"活着真好"电视励志片拍摄，与中华粉红丝带关爱基金联合举办西安首届漂流书活动，让书漂流、让爱传递，还陆续开展读书会活动，并去陕西省肿瘤医院、西京医院、西安医学院附属第一医院等进行病房探访罹患癌症的病友，举办乳腺癌防治专题讲座，参与社区乳腺癌筛查，为乳腺癌患者圆梦等活动。看到姐妹们憧憬美好生活的强烈愿望，圆姐妹们的心愿和梦想已是我生活中的责任。我们特别关注罹患乳癌妈妈的子女，于是有了挽救粉红宝贝学习的机会。

　　我的生活因为患癌而坎坷、艰难，但生命因为奉献而美丽精彩。我愿用我的新生，圆公益之梦。也希望有梦想的朋友们一起来迸发生命的激情，创造生命的奇迹，奉献社会正能量，用希望传递希望，用生命激活生命，让爱回报、扩展、辐射、延伸……

周　平：
爱让我创造了奇迹

编前按：

突然到来的一场乳腺癌危机使周平很无措，6个月的术前化疗的痛苦、持续10天的高烧令她难以忍受，但丈夫无微不至的精心照料、陪伴和鼓励让她走出了人生的阴霾，儿子的懂事体贴也让她温暖、感动。在丈夫的心里她的健康最重要，同时丈夫还鼓励她把战胜疾病的信心和经验传递给更多需要帮助的人。13年过去了，周平从一个茫然无知的新患者成长为一名为抗癌事业奉献爱心的志愿者，也把夫妻小家之爱发展为大爱，带领癌症康复会的会员开展丰富多彩的活动，参加公益演出，传递爱心，传播正能量，帮助更多需要关爱的人。

　　2004年9月，一场突如其来的"乳腺癌"危机降临到我的身上，让我和丈夫都很难相信——这不是在做梦吧？但是检查结果已经摆在面前……

　　化疗的过程漫长而痛苦，恶心、烦躁等所有的反应都出现在我身上，丈夫变着花样做饭哄着我吃，只要有时间就带着我出门遛弯儿，因为只有在外面心情才能好些，那段时间丈夫想尽一切办法满足我的要求，就连冬天吃冰棍都去给我买。

漫长的 6 个月的术前化疗结束了，终于可以安排手术了，然而命运似乎又和我开了一个玩笑。2005 年大年三十的早上，我突然发烧了，到医院检查发现白细胞指数比白血病患者还低，稍不留心就会发生严重感染。医生马上安排我住进了无菌隔离病房。

这一烧就是 10 天！住院期间几乎每天都要化验血象，我多么盼望白细胞快点升起来，我的病快点好起来呀！每次结果出来我都急切地问丈夫："怎么样？"他总是说："挺好的，今天又升了 100。"或者"坚持，今天又升了 100。"过后我才知道他一直在骗我，我的白细胞数值在这 10 天里几乎没有什么变化，丈夫为了增强我战胜病魔的信心，一直说着这样善意的谎言。为了能给医生提供更精确的数据，需要每半小时给我测一次体温，由于高烧不退只能用凉毛巾擦拭进行物理降温……冬天刺骨的凉水使丈夫双手布满了血道子。查房的护士看到了感动地说："住院这么多患者，没有见过一位家属像你这么精心照顾患者的。"我就是在丈夫的精心护理下度过了 5 天。可是我的高烧和满口的溃疡一点也不见好，持续的高烧使我浑身无力、酸痛，连下地的力气都没有了。那天晚上躺在床上我便有了想放弃治疗的想法，我趁丈夫打瞌睡，拿起笔和纸写下了遗书，我要让家人和朋友知道不是丈夫对我不好、不给我治疗，是我真的忍受不了生病的痛苦，请大家不要怪他，他真的是一个好男人、好丈夫……第二天丈夫坐在我床边，我含着眼泪对他说："我不想治疗了，我真的是无法忍受这种痛苦和煎熬，我现在真的感受到了什么是度日如年！我坚持不下去了，请你不要对我这么好了，要不我不忍心就这样离开你……"丈夫耐心地对我说："你怎么能有这种想法呢？你一定要坚持！现在有这么好的医疗条件，你的病一定会好起来的！没钱治疗我们可以卖房子给你治病……"听着丈夫的这番话我含着泪水抓住他的手说："你真的是对我太好了！我也不忍心就这样离你而去，为了你和家人我一定要坚持！"

2005年2月14日，高烧和满口的溃疡已经7天还是没什么好转，医生也在不断地调整治疗方案，不停地换药。能够坚持7天真的是丈夫精心的护理和不断给我增强信心的结果。下午儿子打来电话说要来看我，还要给我们一个惊喜，我和丈夫都猜测着。没过多久儿子站到了门口，手捧玫瑰花和一盒巧克力，对我和丈夫说："今天是情人节，每年的今天你们都互赠礼物，今年妈妈住院出不去我买来送给你们。"当时我和丈夫都激动地流下了眼泪，要是身体准许，我真的要拥抱一下儿子，儿子真的是长大了，尤其是我患病后他更懂事了，要不是儿子送来礼物，在医院真的是把这个浪漫的日子给忘了。感谢儿子！

在这10天里，丈夫无微不至地照料、陪伴、鼓励着我。10天，240小时，丈夫白了头发，体重也骤减了28斤，而他10天的不眠不休使我度过了最危难时刻。

2005年3月，我顺利接受了乳腺癌根治术。治疗期间高昂的费用，给我们这个并不富裕的家庭带来了很大压力。然而丈夫从来都把最好的一切给我，在花钱的问题上从来没有皱过眉头。他说："只要有我在就不许你放弃。哪怕卖房、卖车我也要给你治病……"

那年我才41岁，远远不到退休年龄，单位一直保留我的职位，但丈夫和家人坚决让我办理了病退，在家安心养病。丈夫说："只要有我吃的就有你吃的，没有我吃的也有你吃的。"他说爱是一种责任。

什么是幸福？幸福就是在我最痛苦的岁月，丈夫一直对我不离不弃，给我爱与鼓励。他还趁休息时间带我游山玩水，享受大自然的美景和快乐！对于社会来说，我是一株不起眼的小草，但在这个家里我是一颗明珠。

最开始我不愿意面对镜头接受媒体采访，是丈夫鼓励、支持、配合我走出这一步。丈夫说："你现在恢复得这么好，就是要把战胜疾病的信心和经验传递给更多需要帮助的人。"

去年是我和丈夫结婚30周年，荣幸地应邀参加《时尚健康杂志》"粉红背后的男人"拍摄采访，丈夫为了我在拍摄现场再次突破底线，穿上了"粉红裙子"拍摄，还做出了几个滑稽的芭蕾动作，惹得我捧腹大笑，但心里满满的都是感动。在场所有的拍摄人员也都感动地为丈夫喝彩称赞。丈夫说："为了老婆我豁出去了！"

一晃13年过去了，我从一个茫然无知的新患者成长为一名为抗癌事业奉献爱心的志愿者，能够带领癌症康复会的会员开展丰富多彩的活动，参加公益演出，传递爱心，传播正能量。我要感谢康复会这个医患结合、科学抗癌群体组成的大家庭，让我在这里找回了快乐，找到了健康，找到了自信！我深深地感受到生命的意义和人生的价值……

杨晓柏：

走出癌症的泥沼

编前按：

无论你得了什么样的癌症，病期如何，你都不要把自己完全交给别人来管理（包括医生和你最值得信赖的人）。癌症的最后转机一定是由于你的作为而发生，而不是别人的决策和行动。

罹患癌症已经是二十几年前的事了。尽管日久年深，但回想起来仍记忆犹新，毕竟"伤"得太重。因为癌症不仅差点要了自己的命，更毁了自己宝贵的青春，如锦的前程。作为一个当年仅三十出头年龄的我怎会没有奋斗的热情和梦想？然而痛定思痛，过去的已然过去了，再去为当年自己所做的一切懊悔，显然是愚蠢和毫无意义的。倒不如静下心来，把自己这二十多年来的抗病经历和体会总结一下，为更多的癌症患者提供些参考，也不失为一件善事。这也许正是老天爷让我活下来的原因所在。

遭遇癌症不甘就范

1991 年元月 2 日凌晨两点多钟，浑身疲惫近半年的我，终于被 40 度的高烧加上桑拿般的盗汗撂倒了。这种有规律的高烧盗汗持续了 3 天，使我不得不搁下手中的活计寻医问药。那时的我正处于风华正茂、心气十足的年龄，不是万不得已的情况，咋能忍心停下工作走进医院？初诊为急性肺炎，当时也没有太多疑虑，在门诊输了 3 天抗生素就又一头扎进工作中去了。

引起重视是在春节后的 2 月间，因为那段时间总感觉浑身乏力，胸部也不时有一些莫名的隐痛，刚好赶上节后工作闲暇，我便到医院找熟人做了进一步检查，而这一次的检查却有了新的发现。放射科医生讲：在我的左肺上有一处阴影，很像是结核一类的东西，建议我做抗结核治疗。半个多月的抗结核治疗结束后，肺部曾经像云絮状的阴影逐渐散开，那个结核块显示出更加清晰的轮廓。家兄获知此情又专门去找一个做胸透很有经验的朋友重新观察，并与我先前的 X 线片做了比较。然后把我哥哥拉到一边嘀咕了一番。过后家兄告诉我，这个大夫讲："你弟弟肺上这个东西要么就没啥事，要么就是'大事'！"听了这些话，我才意识到问题似乎有些超乎想象，便赶忙带着全部的检查资料到省肿瘤医院一位权威家中求证。尽管求证的过程比较简短，但"这是一张典型的肺癌 X 线片"的结论，无疑像晴天霹雳击碎了我心中所有的梦。刹那间，我由一个曾经的国家二级运动员，一个被同学、同事公认的壮汉沦落为癌症患者。这种突变和强烈的反差是让任何人都难以接受的。而那一年的我还不足 33 周岁。

接下来的病理活检报告无情地印证了那位专家的预判。病理报告显示，我得的是左肺中心型小细胞未分化癌，病灶 4cm×2cm×2cm，伴有锁骨上淋巴转移。尽管有强烈的抵触情绪，尽管又四处托人找国内许多专家求证，但最终还是无法推翻先前的结论。

用自己的理性所能接受的事实（罹患癌症）一旦确立，要想保持冷静和从容是非常困难的。心中极度的愤懑和无奈，像爆炸所产生的冲击波在我的周身急速蔓延，并无情地摧毁我的精神防线。那段时日里，再好的天气，再好的环境也扭转不了我沮丧的心情；平时再喜欢做的事都丝毫引不起兴趣。就像是一个行将凌迟的死囚犯，默默地等待大限的到来。

我是从 1991 年的 3 月开始入院治疗的。按照一般程序，医生在患者入院时总是要和患者做一个简单的交流，以便书写病例。尽管木已成舟，但心存侥幸的我还是想趁着家属不在跟前，从医生口中套出些能够提振我信心的内容。对话是这样展开的："医生，我得的是什么病？""你真想知道吗？"我点头默许。"你得的是小细胞肺癌。""这种病能治好吗？""说实话不太好治。""能手术吗？""不能！""为什么？""一是因为你这种类型的癌细胞太活跃，易转移；二是你肺上的肿块位置长得不好，在肺门处贴近主动脉血管，手术风险太大。""那么该怎么治疗？""按常规，小细胞肺癌对化疗药物敏感，首选化疗。""像我这种情况，大概还能有多长时间？""按临床分期，大概是 6~11 个月。"

和医生的对话让我领会到两层含义：一是这病不好治；二是最多还能活 11 个月。这就意味着我的生命在那个时刻已进入了倒计时。

当人知道自己的确切死期，生活对他还会有什么意义？当时对我而言，治疗就是一种形式。是一场让家属宽慰、医生尽责、我本人领受的真人版的舞台戏。结局也非常明了，那就是以我的死亡而闭幕。

但是明了归明了，该受的罪还是免不了的。尤其是化疗。这种治疗形式给我身心带来的痛苦是无法用语言来准确表述的，以至于到后来我对它的态度是：再化疗，我宁愿死！

我始终弄不明白，化疗在癌症治疗上究竟能有多大作用，以至于能让它成为半个多世纪、全世界范围内独霸肿瘤临床治疗领域的不二法门。看着身边因它而一个个倒下的病友，我不仅迷茫，更是痛惜！如果世界医学是秉承这种管治不管活的理念对待患者，我觉得还不如放弃这种野蛮、残忍甚至是愚蠢的治疗方式，让那些癌症患者自我主张，寻求"活路"。最起码他们活的过程不痛苦，有尊严，有质量。

在 1991 年 3~9 月近半年的时间里，我经受了两个周期的化疗，期间行左肺动脉成形术，紧接着又做了一个周期（20 个电）的放疗。治疗结束后的各项检查发现，我的右肺、食管、眼底等多个部位又有转移迹象，这种结果对我的打击是强烈的。按常理，全面的治疗过后应该是促进疾病的好转才是，即便是不好转，总应该保持现状吧？怎么会越治越糟糕呢？那么接下来的治疗还有意义吗？从那一刻起，我既往的绝对尊崇医生的立场开始动摇了。更加糟糕的是，医生当时对我病情的快速蔓延一筹莫展。不久，我便从家人那里听到"你将活不过今年的 11 月"的医学判定。我几乎愤怒了。

反正已处于绝境了。那个时候，再企盼依靠外界的力量来扭转结果显然是不现实的。摆在我面前只有一条路，那就是把自己的生命作为赌注，按自己的想法，寻找相应的手段去做最后的拼争。我的转变里充满着复杂多样的情感，里边既有对人生的眷恋，也有对亲人的不舍，更有对医学判定的逆反。我决定按自己的意愿走完自己的最后人生，无论如何都不会再动摇和懊悔！

其实，当一个人真正能把死放下，剩余的几乎都是生门。我当初并没有想自己能活多久，哪怕是一年也是一种奢求。我只是想着只要自己当下活着，就该按自己的意愿完成所需，不考虑任何无关和不切实际的事。在和家人沟通后，我基本确立了自己最后时日的生活方式和生活内容：每天坚持必要的气功锻炼，坚持必要的中药治疗。除此以外，保障必要的营养供给和睡眠时间。再有剩余时间就找些能让自己轻松开心的事情去做，比如弹弹吉他，打打桥牌，间或和朋友去河边垂钓，以调剂自己的生活情趣。

敢于突破勇于担当

至今想来，连我自己都不理解，为什么那样一个全身转移的晚期小细胞肺癌患者在 23 年后的今天依然活着。仔细想想，自己在整个康复过程里确实没有比别人特殊的地方。我的治疗路径大体如下：确诊后，进行了 1 个周期的化疗—在北京行左肺动脉成形术—接 1 个周期的化疗—又接 1 个周期的放疗（20 个电），治疗结束后出现右肺转移、食管转移、左眼底转移（还附带着初诊时的左锁骨窝上淋巴转移）的局面。随即医生宣布不治。出院后，吃中药 3 年、练气功 3 年、吃了 1 年半的鸦胆子油乳（注射用）、肌肉注射胸腺素一年半。这就是我当时的全部治疗内容。有人会问，你就凭这些就把自己从死亡的境地拉回来了吗？如果从表象看，我的确就做了这么多的努力。而且我一直以来都对所有关注此事的朋友们讲，我的治疗内容和过程与大多数癌症朋友并没有什么两样，甚至还远远不及。那么这种质的转变究竟是在哪个环节起了作用？这只能从治疗和药物以外的方面寻找答案了。

院方曾明确地向我的家人表态："这个患者的病情极度恶化，有可能活不过今年的11月。"家族内部也因此产生过一定的恐慌。作为我本人而言，对自己的死期也是有心理准备的，只是从求生本能讲不想让这一天来得太早而已。回顾自己半年多的治疗过程，可以说每走一步都十分艰难，而每走的一步也都是在医生的科学指导下完成的。正像当年一位参与我治疗的沙主任所说："在你的身上已经把现代医学最好的办法都用上了。"即便是这样完美的治疗模式，仍未阻挡住癌魔肆虐的步伐，这又能说明什么？结论恐怕只有一个，那就是现代医学的最佳配置也控制不了癌症的蔓延。那么作为一个年仅33岁的男人而言，要想继续生存，只能从现代医学模式以外的领域寻找破解的方法。

通过对前面经历的反思，使我对治疗问题产生了新的认识，那就是无论外界怎么讲，自己一定要结合自身感受。凡是经过自己的亲身验证是无效的方式就没必要坚持，并且后续治疗必须由自己做主，因为这种治疗关乎人的生命安危，不能让别人来承担这样重大的责任。

大量参阅有关癌症康复的书籍资料和现场走访抗癌明星们，我最终决定：把中药治疗和气功锻炼作为自己有生之日的不二法门。不管这条路能把自己送多远，我都无怨无悔！在接下来三年多的时间里，我每天必须坚持的只有两件事，一是6~7小时的气功锻炼，一是上下午服中药。基本是风雨无阻，雷打不动。我之所以能够在二十多年后的今天依然活着，除了选择方向的正确，还得益于坚定的执行力。往往有些事情光有想法是不够的，必须把想法和行动完美结合才能最终成功。

有关中医中药治疗，我的选择是：正规医院的、从事中医肿瘤临床治疗多年的医生，有一定数量的康复患者，在患者中有一定的口碑的医生。而且选医生不要朝秦暮楚，人云亦云地跟风。我觉得除了上述选择医生的原则以外，还有个投不投缘的问题。比如对医生的第一印象，是不是你能认可和接受的。假如你觉得他行，就应该把自己放心大胆地交给对方，不论治疗的过程里出现什么不测都不要轻易动摇。坚信对方的能力，坚信对方能够治好自己的病，既是一种信念，也是一种能量。或者说这里边蕴藏着良性的心理暗示和正能量的活动，它在你们相互信赖和努力的基础上就会产生良好的预后。

我是一个生性固执的人，一旦主见生成是很难被动摇的，我又是一个崇尚忠诚的人，一旦我认定的人或事被确定后，我就会始终不渝地追随到底。这可能是我成功抗癌的特有品质。而现实中，我接触的很多患者很少具备这种特质，我相信，坚守这种品质会给更多癌症朋友带来生机。

智慧抗癌多点进攻

康复过程中不断有朋友问我，你的成功经历的确很感人，但你的这种模式为什么不能在别人身上表现出来？很多朋友按照你的做法却没有那么幸运，这究竟是什么原因？

我给大家讲述一个故事，看能否解决这个问题。

佛家有段公案，说是在536年，禅宗的开山鼻祖达摩觉得自己应该离去，便召集众弟子托付善后。为了考评弟子们跟随他多年修行的境界和功夫，达摩问众弟子："你们都谈谈自己的悟境吧？"其间有弟子答："我们应该不执著文字，也不舍弃文字，应该把文字当作悟道的工具来运用。"达摩祖师回应："你只得到了我的皮。"又一位弟子上来阐述："依我所理解的，就像庆喜见到了阿门佛国，一见便不再见。"达摩言："你只得到了我的肉。"再上来的弟子说："地水火风本来是空的，眼耳鼻舌身也非实有，整个世界没有一法存在。"达摩回应："你只得到了我的骨。"最后轮到了慧可，他上前向达摩行了一个礼，便站着不动了。达摩祖师看罢朗声大笑："哈哈，你得到了我的髓。"于是慧可便成了禅宗的二祖，接续达摩祖师做广度众生的工作。

这个故事告诉人们，要想了解和把握事物的真相，不能仅仅关注事物的表面，更要善于发掘事物的本质。无论任何事物，解决问题的真正动因在内而不在外。我的康复过程外表看是吃中药，练气功，弹弹琴，打打牌之类的行为，但内在的东西谁看到了？这就是悟性。要改变事物的性质必须从内在做起，而不是表象。而现实中的人们恰恰习惯于把全部精力都倾注于外部现象，而忽视了本质的东西，这就是为什么别人照着你的方法做了却收不到预期效果的原因。悟性如何得到？这个没法传授，它是靠每个人的智慧去领受，正像佛家的一句经典所言：如人饮水，冷暖自知。

因此我们的病友在学习明星的抗癌经验时，一定要学习他们内涵性的东西，千万不要被表面的东西所蒙蔽。记得禅宗公案指月录中有这么一段故事，一位修行功夫颇高的比丘尼无尽藏法师去见六祖慧能，想请他解释一下《大涅槃经》里边的教义。当无尽藏将该经递给慧能解说时，六祖慧能竟说："我不识字，你把经念给我听。"无尽藏大惑不解：

"作为一代宗师，您怎么连字都不认识啊？这又如何给弟子们宣法？"六祖言："上师，您看到头顶的这轮明月吗？"对曰："看到了啊！"六祖接着问："您看到我的手指没有？""看到了啊！"六祖接着说道："月亮就是你所要问的真理，而手指就好比文字，文字可以指出真理的所在，但文字并不是真理啊！"无尽藏至此悟道，并留下一首著名的悟道诗：终日寻春不见春，芒鞋踏破岭头云。归来偶把梅花嗅，枝上春色已十分。这段小故事是在阐述形式和内容，表象和性质的关系。希望我们的病友一定要学会透过现象看本质，利用本质性的真理去解决自己的实际问题。

我觉得抗癌的本质是真正了解癌症，按照癌症的特性找到适合自己的治疗方法，而不是盲人摸象般地理解和臆想。

近些年来，有关癌症的书籍铺天盖地，花样繁多。但大部分都是惯常的科普性的东西，而真正有价值的具有指导意义的书籍不多。因此，我们要从中筛选出对自己有价值的书籍，用其理念精髓和基本观点作为自己走向康复的行动指南。

这里推荐一本由中南出版集团湖南人民出版社2010年5月出版的，由印度传统医学大师安德烈·莫瑞兹撰写的《癌症不是病》这部颠覆传统医学理念的惊世之著。在这部书本里，你会看到许多你以前从未想过的东西，进而引起你的重新思考，改变你的固有观念，最终帮助你满怀信心地走向康复的未来。直到今天我还是坚持癌症绝非不治之症的观点，只是我们治疗的方向出现了偏差，正所谓差之毫厘，谬之千里。

中药抗癌值得信赖

在解决了对癌症的正确认知以后，应该树立综合治疗和多点进攻的抗癌策略，而不是一味地坚持一种治疗方式。其实在现今抗肿瘤的手段里，除了手术、放疗、化疗，还有中医中药、心理营养等诸多手段可以采用。我们都知道传统中医学源于《黄帝内经》。《黄帝内经》和《易经》被誉为中国传统文化的两部奇书，具有较高的学术价值和应用价值。在两千多年间对我国的传统医学产生了重要的影响。中医看人讲究整体观，认为人是天地间的产物，和其生长、生活的环境密切相关。它的理论包括阴阳学、五行学、脏象学、经络学等。在行医实践中提出阴、阳、虚、实、表、里、寒、热八纲诊治的观点，利用五脏相生、相克的关系对人体进行综合调理，辨证施治，属于整体医学的范畴。中医抗癌有许多方法，最常见的是中药的膏、丹、丸、散。尤其是在肿瘤临床治疗中，对人体的损伤较轻，有活血化瘀、软坚散结的功效，易被广大患者所接受，易与其他疗法形成互补，更适合晚期的不易于继续接受化疗的患者，是癌症整体治疗体系中一项不可或缺的手段。

笔者当年就是身体多处发生转移（锁骨上淋巴、右肺、左眼底、食管）而放疗、化疗不能产生疗效的前提下，接受中药治疗，并配合免疫、营养、心理、体能等多种手段最终把自己引向康复。二十多年来，在我熟悉的许多晚期癌症病友中，无一没有尝试过中医治疗的。中医治疗作为多点进攻方略里的重要部分，帮助许多晚期癌症患者不同程度地延长了生存时间，提高了生活质量，是值得广大癌症患者信赖和坚持的重要手段。

运动抗癌持之以恒

癌症患者在治疗过程中普遍呈现浑身乏力、体能较差、懒于活动的特点。这和放疗、化疗的副作用、患者的精神因素和家属们的过度呵护密切相关。实际上人的可塑性是很强的，即便是放疗、化疗会使多数人体能下降，浑身乏力，但不至于达到连动都不能动的程度，多数都是心理和情感因素所造成。

我当年在癌肿全身转移、不知所措的情况下离开医院，对下一步究竟该怎么办一筹莫展。治疗的后遗症是客观存在的，而对自己前景的担忧和恐惧更是到了空前的程度。记得当年我第一次踏上求生之路（锻炼气功），是在 1991 年的 10 月中旬。清晨四点多钟，外边一片漆黑，天气很冷。我在妻子的陪同下，来到驻地附近的金水河边，开始了陌生但又充满希望的抗癌旅程。从最初蹒跚 3 分钟的大汗淋漓，到一天 6 小时走行的虎虎生风，春去秋来，酷暑严冬，郭林气功让我懂得了：生命在于运动，坚持就是胜利的铁律钢宗。三年多的气功锻炼，加上诸多合理的抗癌手段让我重新获得了新的生命。在这里我友情提示后来的病友：当您选择气功作为抗争手段时，必须要雷打不动地坚持，犹豫不决或半途而废会让您抱憾终生。捎带说明，气功的锻炼既是一个艰难的过程，也是一个逐渐领悟的过程。既要有坚韧不拔的意志，还要有潜心琢磨的悟性。功理功法一定要弄懂搞通，你对它不用功，它对你就不用功。再者对郭林气功也不能迷信，它毕竟只是众多运动方式的一种选择，只是它的设计理念更适合癌症新患者。道理很简单，癌细胞是厌氧细胞，气功的风呼吸法可使人在同等时间里获得氧气的效率更高。

除此而外，适度的漫步行走、游泳、登山、球类运动等都是帮助患者恢复健康的有效途径。只是需要因人、因病、因年龄、因体能而酌情选择。

抗癌的过程是漫长而复杂的，当你确定要用你自己选择的理念和手段去与之抗争，就必须持之以恒。因为与癌症的较量与其说是方法和手段的较量，不如说是意志和品质的较量。现实中，很多患者接受了很优质的治疗，也明白自己下一步该怎样做，只是在随后的过程中没有坚持始终。最常见的就是，当自己的病情有了缓解便沾沾自喜，忘乎所以，错误地认为自己的病已经痊愈了，可以重新恢复过去的习惯，把失去的东西再夺回来，结果适得其反。原因在于，癌细胞经过前期的科学治疗会有所收敛，但它并不是偃旗息鼓，而是纠集余部准备"发动第二次进攻"。这个时候，患者必须坚持以往的打击力度，不能给癌细胞有喘息的机会。在众多抗癌要素里，心理的作用往往比药物更加强大。

善护其念，唤醒自我

这个说法借鉴于《金刚经》。原文是："如来善护念诸菩萨……"我的理解是要好好守护着认定的信念不要动摇。因为在康复过程中，大部分患者的关注度往往都放在治疗的效果和治疗后的检查上，而忽略了维护自己必胜信念的重要性。其实，任何药物的作用都会自觉不自觉地受心理作用的影响。心理学认为，人的心理活动可以改变其生理状态。最典型的方法就是暗示。记得有一个被人们广为传播的案例：几个学心理的朋友在一起商量想做一个心理测试。他们找到一位疑心较重且胆小的人来配合，在其完全不知情的前提下，为他设计了一个实施绑架勒索的场景。其过程是：将测试者关在一所房子内蒙上眼睛，同时请一位陌生的朋友对其进行威胁，声称如果不配合将对其实施割腕。这位朋友把割腕后的感受及血液流干的时间长度明确告诉他。随后，他们用一个较钝的小刀轻轻对其腕部割了一下，并在其身体下方放置一个脸盆，用自来水的水滴来模仿血液流淌的声音，嘀嗒嘀嗒的声音清晰可辨。谁知这位测试者在告知他的时间范围内竟然真的死去了。故事也可能是杜撰的，但一个人在极度恐惧、极度无望中造成中枢神经崩溃，内分泌失调，机体免疫力下降，进而引发心脏、肺脏、肾脏等多脏器衰竭，导致死亡的案例在现实生活中却是屡屡发生的。因此我们一定要以科学的态度，积极地努力，用坚定的信念作为支撑来克服对癌症的恐惧，进而避免由于自身原因导致悲剧的发生。

癌症患者多半是不自信的。他们在治疗过程中总是强调外部的条件而忽略内在的因素。在通州治疗的那段日子，常有患者拿自己的弱点比别人的优点，比如："你是腺癌，我是小细胞。"相同病种，他又会说："你年轻，我年老。"年纪相同，他还会说："你身体好，我身体差。"总而言之是在为不自信和怯懦的心理找借口。而他们最终的结局是不难想象的。

我本人在患病期间也曾经历过这样一段时日，总觉得自己的条件比别人的差，因此在灵魂深处放弃了与癌症抗争的意愿，进而在半年左右的时间里使癌症在体内肆意横行。直到亲人们纷纷来郑州和自己告别，才刺激了自己的中枢神经，在诸多不甘的心理因素的驱动下，开启了自己与癌魔抗争的航程。

癌症患者一定要学会使用积极的心理暗示。其操作程序首先是对自己的充分自信，即：我能行！我一定能战胜癌症！其次，对自己要实现的目标不要设计得太高，尤其是对自己生命长度的预期要贴近现实。我当年看了《庄子语录》里一篇关于朝菌的故事，深受启发。故事的梗概：在楚国有一种小昆虫名叫朝菌。它朝生而暮死，生命的长度仅仅是一天的时间。但是它却能在这短短的一天内，完成了像人类一生般所有的工作和追求，享受着像人类一生般的苦乐酸辛。其实，人类就是寿过百岁也终免不了一死，即便是寿过八百的彭祖，也是以天为单位在慢慢重复着人生的过程。就空间和内容而言，朝菌和人类生命意义是相同的。换言之，生命的意义不在于长度而在于宽度，不在于形式而在于内容，不在于把握而在于感受。理解了这个道理，你就不会为自己生命的长度而忧心忡忡。我觉得和寿命更长的生物种群比，人类的寿命也属于白驹过隙般的短暂，既然不能够把握自己生命的长度，何不把自己当作朝菌，去充分感受生命的宽度、体味快乐人生？如今，我已经渡过了8300多个日夜，相当于朝菌8300多次的重生。通过遭遇癌症这个重要事件又让我悟出了一个道理：人的一生中不仅需要对抗，还要学会顺应；不仅需要绷紧，还要学会放松；不仅需要进取，还要学会退让。很多难题的解决都寓于合理的变通之中。正应了《易经》中的那句话："变则通，通则久。"其实最终是归结于顺应自然。

你永远是抗癌的主角

很多病友在抗癌的不同阶段都做得十分精彩，但最后为什么没能全部达到预期的完满？主要原因在于没有把自己当作抗癌的主角。请记住：无论你得了什么样的癌症，病期如何，你都不要把自己完全交给别人来管理（包括医生和你最值得信赖的人）。癌症的最后转机一定是由于你的作为而发生，而不是别人的决策和行动。你的信念是你最终取得胜利的基础和前提，你要坚信：你所做的一切都是符合科学道理，都是符合你的心理预期的。你的心理潜能的发动，会直接影响你的生理状态，包括细胞、基因乃至更细小的生命元素的变化。良性的暗示和预期持续下去，就会使你的身体内部发生奇妙的良性的改变。尽管眼下这种说法还缺乏科学系统的佐证，但数以百万的康复实例已表明，这种理念的方向是正确的，方法是可行的。我坚信：最终证明它的时候不会太久远。由衷地祝愿所有癌症患者都能够摆脱癌魔的困扰，重新回归健康的人生。

沙　明：

向死而生，活有意义

编前按：

肾癌患者沙明是新闻工作者，他通过自己的经历深刻地体会到生命的珍贵与神圣，也更懂得癌症患者的痛苦与不幸，他用自己的文笔和新闻工作者的优势不但帮助了许多癌症患者，还发起成立了六安市癌症康复协会，群体抗癌，帮助更多的病友。虽向死而生，但人生可以活得更有意义。

"生命的伟大在于跌入低谷的反弹，他是新闻战线的一员老兵，还是抗癌阵地上的一面旗帜，分享成了他每天的必修课，交流带给他前进的动力，患病9年间，他和他的朋友们用欢乐改写了死亡的代名词。"这是2014年初在安徽省六安市广播电视台、市癌症康复协会、市肿瘤研究中心与合肥市凤凰肿瘤医院以"科学抗癌、关爱生命"为主题的"'凤凰涅槃'·首届六安市十大抗癌斗士"评选中组委会给我的颁奖词，既是对我的褒奖，也是精神上的鼓励。

2006 年，我在体检中被查出了"左肾透明细胞癌"并做了左肾切除手术。10 年后癌症复发，转移到左骸骨上，做了第二次手术，截取了部分左骸骨，目前正在服用靶向药化疗。

从死亡边缘走过来的人会更加感到生命的珍贵和神圣。得了癌症后，生命的尺度在缩短，可生命的意义在延长。我是个豁达开朗的人，我要用有限的生命去做一些有益的事情。2009 年，六安市癌症康复协会在我发起后筹备成立，获得了六安市卫生部门的许可和市民政局社会民间管理局的审核批准，并于 2010 年 8 月 7 日正式成立，我任副会长，协会首批就吸纳了 60 多家理事单位和 200 多名癌友参加并且创办"爱友之家"内部发行的报纸，成立了"爱友艺术团"，大家一起抱团抗癌。近十年来，我们组织了数次抗癌科普讲座，年年参加大别山肿瘤高峰论坛，我曾作为抗癌斗士代表到各地现身说法、巡回演讲。经常与癌友们走出家门，游山玩水，到巴马等地休闲疗养。为了展示癌友们坚强的意志和战胜疾病的信心，我还创作了许多宣传抗癌的小节目，参加过全省各地的文艺汇演。从 2013 年起，我积极争取到六安慈善协会每年固定的爱心拨款近十万元，用于慰问和资助重病的癌症患者，联合爱心企业扶贫济困。

我是癌症患者，更懂得病友们的痛苦和不幸。六安市钟表店职工赵小曼女儿患血癌，家境困难，我发文呼吁，为她募捐 4 万多元；霍邱县吴阳乡少年赵善成白血病需换骨髓，我给上百位企业家发信求助，为他争取手术治疗费十万多元；叶集区姚李镇青年教师郑青白血病骨髓移置匹配缺少资金，我向安徽广播电台领导汇报，利用下乡宣传为他现场捐款五万多元。六安市人民医院检验科医生安娜捐献造血干细胞后，她本人却不幸患上了急性淋巴细胞性白血病，我拖着病体去安慰、采访，撰写稿件 10 篇，在安徽《新安晚报》刊登和安徽电视台新闻播出后反响强烈，安徽红十字会、中国造血干细胞捐献者资料库安徽分库专门在六安举行了一场大型的造血干细胞捐赠活动，推动了全省志愿者捐献造血干细胞活动的开展。

向死而生，活有意义。我在与死亡的抗争中，结合自己的抗癌体会和感受开始撰写抗癌日记，目前我的《漫漫抗癌路》系列文章已写到 140 多篇，无数病友和网友看过后很受启发，他们希望我能整理成册，使病友们从中受益，不少癌友给我发帖、来电，交流抗癌经验。我在想，一个人的能力是有限的，但只要融入到抗癌的集体中，就会产生巨大的能量，我们抱团取暖，抱团抗癌，活好每一天，让生命之花绽放绚丽的光彩。

抗癌没有回头路，倒也要倒在冲锋的路上——这是我的座右铭。

陈郁发　林穆英：

恩爱夫妻笑对癌症

编前按：

勇者无畏，与癌症顽强抗争了27年，再现生命光彩；行者无疆，夫妻自驾游遍了祖国最东、最南、最西、最北及世界之巅拉萨。陈郁发和林穆英，今年都已80岁了，夫妻两人同患癌症、相互扶持，共同笑对癌魔、顽强拼搏，最终找回了健康。他们是恩爱夫妻，更是抗癌伴侣！

　　1990年丈夫陈郁发患上了中晚期甲状腺癌，同时伴颈深淋巴转移。因手术时副神经损伤至今左手无力。在治疗期间，他还曾因电解质紊乱酸中毒导致昏迷，幸好被妻子及时发现马上进行了抢救，当时他双上肢和脚同时插入三根输液管输氧气、清蛋白、血浆等，12小时后才开始有了知觉。1990年11月，他参加了福州市抗癌健身法培训班，每天天刚蒙蒙亮便与老伴骑着自行车到西湖公园锻炼，自身免疫力逐渐提高，因此康复得很快。虽然术后3年出现甲减症状，但他在老伴的形影不离、精心护理下逐渐康复。

出院后，陈郁发带着甲减的病痛自学电子专著的编写，在妻子无微不至的关爱下，陆续完成了电视、音响、摄像录像集成电路大全及续集5本，共计8本1000多万字的专著，书稿叠起来可高达5米。这一系列专著荣获了华东地区优秀科技图书二等奖，均被福建省图书馆及全国各大图书馆收藏。2009年陈郁发荣获了"福州市魅力老人"的称号，2010年还荣获世界华人百名抗癌明星光荣称号和"全国抗癌明星家庭"最佳人气奖。

2002年，康复后的陈郁发用了2年时间载着老伴自驾走遍了祖国的东西南北，他们踏过二万五千里长征路，还沿着古丝绸之路和玄奘西行之路体验各地的风土人情，观赏祖国江河山川。他们最北到了黑龙江漠河北极村，最南到了海南三亚，西藏伊尔克什坦口岸和拉萨也留下了他们的足迹，途径五十多个城市，行程10万千米，完成了2年走遍神州的壮举。陈郁发说："爱她，就带她去游遍神州！"

2010年的一天，林穆英发现丈夫驾车时说话含糊不清、口角微歪，因就诊及时避免了中风，又一次转危为安。2013年陈郁发被发现患有原发性结肠癌，手术后4个月开腹切除了胆囊，两次大手术使他体重突降35斤。其间又是妻子第一时间发现了丈夫出现肾衰症状，立即进行抢救，后来在ICU病房住了3天3夜才第3次转危为安。陈郁发动情地对妻子说："我的命是你救回的！"

2014年妻子林穆英被确诊为左肺腺癌进行了手术治疗。丈夫用24年的抗癌经验安慰、鼓励老伴，老伴很快康复了，这个家庭又重新响起了幸福的笑声！正是夫妻俩的风雨同舟、相互扶持，共渡难关，才让他们击退了癌症！

宋海燕：

永远飞翔 搏击风雨

编前按：

南通市红十字会志愿者、南通市癌友康复协会会长宋海燕，人如其名，像高尔基 《海燕》中"勇敢的海燕"，坚强、勇敢、乐观、拼搏；他于 1987 年被确诊为胃癌，手术的畏惧、化疗的痛苦、复发的噩梦、顽强的抗争，在生命中烙下难以忘怀的印记；他把 30 年抗癌历程看作是生命的礼物，怀着一个感恩之心帮助着经历磨难的病友，从此后，他带领这支由癌症患者组成的特殊群体走上了一条博爱奉献、公益慈善的爱心大道，十多年来他用自己的宽广爱心感染着身边的人，是 10 000 多名会员的"老大哥"。

1987 年，宋海燕被确诊为胃癌，经历了对手术的畏惧、化疗的痛苦、复发的噩梦以及与病魔的顽强抗争，20 世纪 90 年代初，他的身体基本恢复健康后回到了自己的单位——南通市人民印刷厂。那是一个"谈癌色变"的年代，然而他的乐观和热情总是感染着身边的工友和同事们，1996 年因其出色的工作业绩被推选为董事、董事长兼厂长。2000 年，印刷厂因城市绿地建设厂房被征用而结束经营。宋海燕和昔日的同事们陷入了中年下岗的尴尬境地。也许是他这副与癌魔抗争的身躯已经被植入了顽强的芯片，年届50的他没有就此服输，用自家房屋贷款办起了南通飞天彩印有限公司，组织了三十多名下岗工人生产自救。创业5年后，南通飞天彩印有限公司被评为南通市二次创业示范基地。企业逐渐成长的同时，宋海燕也不忘回报社会，带领全厂职工多次捐款捐物、捐资助学。他常说："不要把爱和责任放在嘴边，要落实到行动上！"

创业的艰难时期，宋海燕从未曾忘记自己癌症患者这个特殊身份，时刻关心着身边癌友们的康复情况。一次偶然的机会，他和几位志同道合的癌友萌发了创办南通市癌友康复协会的念头，这个想法得到了众多癌友的支持。在大家的共同努力下，协会很快成立并开始运作，宋海燕被推选担任常务理事。从此以后，宋海燕企业、协会两头忙，自己的汽车成了协会的公车，无论是看望、慰问病友还是活动，他都是既当司机又贴油费，南通飞天彩印有限公司也长期为协会免费提供印刷服务，企业的员工被他的热情和爱心感染，积极参加各类捐助癌友的慈善活动。

作为康复"大哥"，与癌魔抗争30年痊愈康复，这样辉煌的"战绩"是癌友们的向往！随着时间的推移，越来越多的会员期盼着加入协会获得支撑，在"大哥"的带领下走出生命低谷、战胜病魔、赢得时间、挽救家庭，协会就是避风港，"大哥"就是贴心人。

2010年，要求参加协会的癌症患者越来越多，但是协会因为运转经费以及其他一些始料未及的问题而面临困境，就在这个艰难时刻，经过换届选举宋海燕当选为会长，成为第一位曾经患癌的会长。他深知这个会长不好当。而且，他也考虑自己的企业还在逐步成长，如果任职会长就不太可能兼顾公司，然而数千癌友的期盼与信任坚定了他的信心，"大哥"走马上任了。他每天准时来到协会，不仅要处理日常工作，还要接待众多来访者。来访者中有的是癌友，有的是家中有患病亲人的家属，面对着一张张充满期盼和信任的脸庞，宋海燕深感肩头重任，也深知前路并不好走。在此后的日日夜夜里，他把心驻扎在协会，他用认真感动过很多人，他用热心温暖过很多人，他用微笑激励过很多人。协会的工作日志、病友们的博客空间、会员 QQ 群里的聊天记录都是这些故事的忠实记录者，信手翻阅，便能感悟一片人间真情。

大家都说，自从有了宋会长，会员的人数越来越多了，会员的信心越来越足了，会员的笑声越来越响了。大家都知道，宋会长关心会员，关心同仁，就是不关心自己！

宋海燕认识到协会要有影响力才能汇聚更多的社会力量来支持会员抗击癌魔，协会要有幸福感才能集结更多的癌友参与到这个互帮互助的团体中来。围绕这样的发展思路，他策划主持了多项大型活动。2010 年，他在市委、市政府和市文明办的支持下，和南通市肿瘤医院一起承办了"中国·南通癌症预防与康复文化艺术节"。他对外联系事务，对内协调各部门的关系，还要做思想工作，事情千头万绪，起早贪黑，挑灯夜战。因工作过度疲劳致咽喉炎发作，需要输液治疗，他干脆提着药袋到协会办公室，边输液边工作。艺术节期间先后开展了红歌大赛、书画赛、乒乓球赛、棋牌赛、文艺演出等十多项活动，报纸、电台和电视等多家主流媒体进行了报道宣传，在社会上产生了相当大的反响，得到了诸多赞誉和肯定。

在当会长的第二年，协会要组织一台大型公益晚会"生命欢歌"，在南通市文化广场进行演出。在红十字会和市肿瘤医院的大力支持下，宋海燕和协会的兄弟姐妹们用了短短的 109 天，集结了无数辛勤的汗水完成了创作、排练和演出。所有会员都记得那么清楚，创作人员是如此的细致，演职人员是如此的勤奋，而他们的宋会长为了这台晚会千头万绪的事务忙得疲惫不堪。演出当天下午还下着暴雨，在演出前突然晴空万里，会员们以饱满的热情、勇敢的姿态完成了整台晚会的演出，用动人心魄的生命欢歌唱响了"濠滨夏夜"的璀璨夜空！演出赢得了万名观众的热烈掌声，经久不息。结束后，会员们纷纷留下来收拾道具，整理场地，一位会员关心地说："会长，你几天没有睡好觉了，先回家休息吧，这里的事情交给我们吧！"宋海燕笑着说："我还激动着呢，等收拾完了我的车还能带些道具回协会！"

从 2012 年开始，每年协会的工作内容总是排得满满的，除去慰问癌友、编排杂志、维护网站等常规工作，还要完成各项政治任务，召开长三角地区癌症组织大聚会、文艺大汇演，全市区癌友迎春慰问联欢会等多项反应热烈、反响突出的大型活动。为了把工作做好，又担心自己的同事过于辛苦，会长常常事必躬亲，样样事情抢着干。策划活动、跑政府、找赞助总是一马当先；整理会员十多年的花名册、文件的起草、表格的填报，只要有时间，他都要自己动手，有时白天来不及通知会员的事宜，他就晚上在家一个一个联系；每年元旦、春节前夕，他把从红十字会、慈善会争取来的善款及时送到每个特困的重症癌友手中，短短 1 个月就慰问、看望了特困会员及住院癌友五六百人次。他爱人心疼他、爱护他，有时"警告"他，他每次都是虚心接受但却坚决不改。

随着年龄的增长和高强度的体力和脑力劳动，会长的体质明显下降，感冒成家常便饭，50天4次感冒3次输液，同事们也是看在眼里疼在心上，都劝他要注意身体。他却常说："你们的癌龄都比我短，你们都要当心，我有经验，自己会注意的。"听了这样一句温暖的话，同事们心里都为自己暗暗加油，要在协会好好干，为会长多分担，多做一份贡献。

作为南通市红十字会志愿者，宋海燕还将自己的工作融合到红十字会的工作中去，依托红十字会平台，最大化地营造和谐社会。南通市红十字会筹备"濠滨夏夜"和每年的"红十字博爱之夜"公益晚会，那是南通市多年享誉全国的群众广场文化品牌，红十字会领导邀请癌友协会承担晚会开场和结尾两个大型舞蹈。宋会长又忙碌起来，因为协会在这之前有过举办多次大型公益演出的经验，他毫无保留、倾囊相授，还组织癌友协会、红十字会志愿者承担多方衔接联系，准备后勤保障物品，安排志愿者舞台衔接，等等，真正将红十字会的工作当作自己的工作去做。特别是2017年8月宋海燕因腰椎间盘突出压迫坐骨神经急性发作，疼痛无法行走，宋会长在医院打了两针镇痛剂去总协调，圆满完成了"红十字博爱之夜"和市委办"走帮服"活动的大型慰问公益演出，令市领导和红十字会工作者万分敬佩。当问起他为什么要这么全心全意地做志愿服务时，他坦诚地笑道："因为我是一名红十字会志愿者！"

南通癌友这个让人们敬慕的志愿者团队，在宋海燕会长的带领下，大家心往一处想，劲往一处使，协会工作取得了明显的成效，他带领南通市癌友康复协会艺术团走进社区、走进医院、走进监狱、走进江苏电视台、走进中央电视台"幸福账单"的大舞台，15分钟的表演，向全国人民缴上了一份满意的答卷。南通市癌友康复协会日常组织癌友康复讲座、康复旅游、为会员免费体检、平时进病房看望住院癌友、逢年过节走访困难癌友家庭，每年举办的"蓝天下至爱"公益慰问活动项目被江苏省文明办和民政厅提名为优秀公益项目，至今已举办第十四届，2018年春节期间慰问人数已超千人。

南通市癌友康复协会的公益活动得到了南通市委、市政府和上级相关部门的肯定，协会集体和宋海燕会长个人分别被评为第26次、第34次"南通市文明新风典型"，宋海燕荣获"江苏省优秀志愿者"、江苏省红十字会"博爱之星"荣誉称号和"南通市红十字红特别奉献奖"。2014—2017年协会多次被中国抗癌协会康复会授予"特别贡献""全国优秀组织""优秀组织奖"。2017年南通市癌友康复协会被江苏省民政厅授予"江苏省示范社团组织"。

面对这些荣誉，他在博客中写道："'老癌'也应拥有感恩之心，虽然我们很不幸，但我们有着一颗特别感恩的心！我们用真诚和奉献精神去感动社会，时时感到自身的一种责任。不要问社会能给予我们什么，而是要说我还能为社会做些什么。我不知道自己生命到底有多长，但我会努力去创造生命的厚度和宽度！我们要做的事太多了，要帮助困难的人太多了，然而我们无法做到全部，并不是我们力量太小，只是这个世界太大。当我认定自己对公共利益有所贡献时，我就会认为自己是世界上最开心的人。"

海燕，它飞舞着，像个精灵，它在大笑，它又在号叫。在叫喊声里，我们听出了热情的火焰和胜利的信心。

小花母女：

抗癌路上，与妈妈同行

编前按：

小花母女是不幸的，母女二人都患上乳腺癌，小花患癌时只有 26 岁，妈妈同时患有肺癌；但她们又是幸运的，小花为了母亲，鼓起勇气、振作精神、坚定信心，乐观地面对现实，积极配合医生治疗，母亲患癌后小花虽然悲伤但仍然现身说法鼓励母亲，母女相互照顾、相互鼓励，共同走出了人生的低谷，一步步向着抗癌胜利迈进……

我是一个普通的"85后"女孩，爱美，爱逛街，爱吃零食，过着灿烂开心的日子。我忙着张罗自己刚开的美甲店，闲暇时不是与男友约会就是和好友相会，把生活安排得满满的，对未来充满希望。然而2013 年 9 月的一天，我洗澡时无意间发现右乳有一个硬块，我呆立在浴室，不知所措。第二天，妈妈就带我去医院检查。一系列检查后，医生看着我的检查报告，面色沉重，过了一会儿医生说必须尽快做组织活检，以确诊是否得了乳腺癌。我坐在医生对面，看着他的神情，我想到了最坏的结果，可尽管如此，我依然心存侥幸："可能不是，一定不是！我不会这么倒霉的！"医生顿了顿，说："从目前的检查结果来看，乳腺癌的概率很大。"我自认为从小是个积极乐观的女生，但当我听到这个坏消息后，还是感到了前所未有的绝望。我被确诊为乳腺癌中晚期，而且淋巴结已有了转移病灶。短短几天，我的精神和身体慢慢被疾病压垮了，我决然地向男朋友提出了分手，恋爱、生活、未来都在我的视线里越来越模糊……

当时的我很绝望，但想到我是家中的开心果、父母的心头肉，如果我垮了，他们怎么办？谁来为他们养老？特别是敏感脆弱的母亲，她该有多绝望多伤心。于是，我鼓起勇气、振作精神、坚定信心，乐观地面对现实，在家人、朋友的陪伴和鼓励下我积极配合医生，勇敢地接受了手术、化疗、放疗、内分泌治疗和靶向治疗。尽管治疗的过程非常艰辛，但我乐观坚强地熬了过来。由于化疗，我失去了长长的秀发，皮肤也变得干燥、暗黄，几乎失去了一个花季女孩应有的样子，尽管如此，爱自拍的我依然会在镜头前保持最甜美的笑容。我坚决听从医生的建议，完全摈弃了以往不健康的饮食习惯，重建新的健康生活方式。渐渐地，厄运似乎已经随着我的康复而消散了。

万万没想到，2016 年冬天，妈妈也感到右胸疼痛。这时，距离我查出乳腺癌已有 3 年之久，妈妈在陪伴我治疗的过程中积累了丰富的知识，她很清楚遗传性乳腺癌患病率并不低，女儿已是乳腺癌患者，自己的这次胸痛可能也与乳腺癌有关。果不其然，经过一系列检查后，妈妈被确诊为 HER2 阳性乳腺癌和原发性肺癌。这一结果如晴天霹雳，所有人都惊呆了，我抱着妈妈痛哭，不忍心看着妈妈把我受过的痛苦再来一遍。但我又告诉自己必须做妈妈最坚强的后盾，于是我擦干眼泪，换上微笑，告诉妈妈："我可以，你也可以！我是你的小棉袄，会陪着你一起渡过难关！"

在先后接受乳腺癌和肺癌的两台手术治疗后，妈妈因为疼痛整日辗转反侧，每晚我都握着妈妈的手，希望能给她带来心理上的安慰。比起身体上的疼痛，最让人痛苦的是疾病带来的精神折磨，有一段时间妈妈在痛苦中无法自拔。好在妈妈乳腺癌发现得及时，医生说经过手术、化疗后完全可以控制疾病甚至有可能痊愈，妈妈后来终于鼓起了勇气从痛苦中走了出来。

知道妈妈更多的是为我担心、为将来担心，我能为她做的就是用积极乐观的心态去感染妈妈。每次我都会带妈妈去假发店逛一逛，尝试各种颜色、款式的假发，带上假发萌萌哒比个手势，拍个合照，不约而同地会心一笑。我常常跟妈妈说："最好的解决方法不是逃避，而是面对。"我们从没有忽视过自己的疾病或假装它不存在，但我们也不应该24小时都谈论它。

这些年，我感到既不幸又幸运。不幸的是，我还年轻，却患上凶险的乳腺癌；幸运的是，在我生病后，发现了身边更多的美好，也更容易满足了，生活方式也变得更健康了。还有半年，就是我抗癌的第5个年头了，在过去的4年多里，我定期复查，没有发现任何复发、转移的迹象，我知道，我已经离胜利不远了，妈妈一定也会如此！

史安利：

历经磨难不忘初心
做自己的荣耀骑士

编前按：

史安利教授一生投身医学事业，在人生最年富力强的年纪她患了左侧乳腺癌，随后又接连遭受结直肠癌、右侧乳腺癌的侵袭，经受了手术、放化疗的折磨，30 年抗癌路她走得艰辛，但也走得坚定，同时也更懂得癌症患者的痛苦与无奈，她通过多方斡旋一手创建了"患者援助项目"，推出赫赛汀、索坦、赛可瑞、英力达和必赛吉等药品的捐赠活动，挽救了数万患者的生命，让他们重获新生。接任中国抗癌协会癌症康复会会长一职后，她更是将康复事业发展壮大作为自己人生的新使命。与其说她是抗癌斗士，毋宁说她是精神斗士，她的一生是勤恳工作、奋力抗争的人生，也是扼住命运恶龙、乐观坚定的人生。这样的人生经历让 72 岁的史教授步履轻盈、举止优雅，定睛观察方能从她的眼神中读出深邃与人生阅历。

　　17 岁之前，史安利在幸福的家庭氛围中成长，因而拥有健康的心灵和乐观向上的人生态度。1968 年，在千万青年共命运的时代，史安利成为"上山下乡"洪流中的一员。农村生活陌生、新奇而艰苦，史安利直观感受到了农民缺医少药的疾苦，于是在她还没来得及思考"人生应该怎样度过"这样的宏大命题时，便已积极投身基层医疗事业，她一边劳动一边自学，成为一名为乡亲免费看病的赤脚医生。1972年，拥有几年基层医学实践的史安利进入北京医学院（今北京医科大学）医疗系学习，幸运地成为在妇产科和试管婴儿领域颇有建树的张丽珠教授的得意门生。丰富的医学实践和扎实的理论学习使她成绩优异，成为学生中的佼佼者，毕业时被国家卫生部选中，调入卫生部工作，成为国家医学事业的高层规划与管理者。

专业的医学背景让史安利在医学管理工作中具有准确的判断。打开中国医学界发展30年的时光胶囊，你会发现这一历史进程中少不了史安利兢兢业业的身影。对她而言，这是不断参与、改变和收获成就的30年，也是挥洒着骄傲和荣光的30年：她参与了国家中长期医药科技发展规划的制定，该项目荣获国家"科技进步二等奖"；参与组织了1978年第一届国家科技大会，这届大会是国家经济发展基调之所驱；在她的领导下，卫生部成立了"全国卫生标准技术委员会"，颁布了上百部国家各类医药卫生标准，完善了医药标准的体系建设；她参与设立了国家重点实验室和各种重大疾病防治机构，如国家肿瘤防办、心防办和脑防办等；在她负责国际交流和留学生选派项目时，积极争取了各种国内外政府和非政府医学奖学金，每年选派近3000名优秀学生出国深造，为中国医疗卫生事业夯实了英才库，其中包括回国效力、为医学科研工作做出巨大贡献的多个医学精英，如刘德培院士、詹启敏院士、刘谦副部长和马军院长等。

　　命运却在不经意中对史安利开了个"黑色玩笑"——38岁时，史安利被布鲁塞尔肿瘤医院确诊为左乳中期乳腺癌。此时她手握绝佳的上升机会：作为国家选送的高级医学管理干部，她正在比利时鲁汶大学世界卫生组织高级研修班学习，并准备赴日内瓦工作，有更多宏愿亟待完成，天空却一下子变灰变黑了，她拼命奔跑，却怎么也逃不开这噩梦。和大多数癌症患者一样，史安利也经历了从震惊到不接受，再到反复复发和治疗的过程。作为一名拥有深厚医学背景的专业人士，她在历经磨难之后依然坚持初心，成为自己人生的荣耀骑士。

　　30年来，她数次遭遇肿瘤打击，三度与癌症病魔正面较量。1986年，她回国进行了左侧乳腺根治手术，在承受心灵重创的同时，也经历着痛苦的肉体折磨。因为当时没有更好的药物，手术只能将大部分受累肌肉、血管和淋巴组织全部切除，她的胸大肌和胸小肌都没有了，胸部只留下一层皮肤包裹心脏，手臂因回流受阻肿得较平常近两倍粗，长期的化疗药物也使血管脆得无法再输液。在病痛和不良反应的夹击下，她无数次问自己：为什么年轻的自己会患癌？她在病房看到一些联合国的雇员和女飞行员，身体都很好，但都患了乳腺癌，使她明白了，如果生活方式有问题，无限透支生命的话，肿瘤就会找上你。因而，面对肿瘤她只能咬牙坚持，没有别的选择。幸运的是，第一次手术恢复得很顺利。2003年，史安利被查出患上了结直肠癌。此时，58岁的她身体已不比青壮年，放疗、化疗过程令她痛苦得难以忍受，晚上也常会疼醒，病痛引起的烦躁使得她和家人发生争吵。到了治疗后期，她出现意志消沉、难以坚持的状况，甚至看到医院的牌子就想吐，非常抑郁。但已经历过一次癌症的她，对生的渴望更加强烈。即便面对疼痛和放疗、化疗的不良反应、身体极度抗拒的情况下，她也以强大的意志力支撑着：既然老天已给过自己一次重生的机会，相信会再次送给自己好运的。2015 年夏，在为即将召开的"第十八届全球乳腺癌患者支持大会"忙碌的前一个月，史安利接到中国医学科学院肿瘤医院检查结果的通知，时隔 29 年，她的右侧乳腺再次遭受恶性肿瘤侵犯。两天后，她毅然接受了右乳切除手术，术后第 5 天拆线，次日便作为大会主席出席了"第十八届全球乳腺癌患者支持大会"。开幕式上，她淡定自若，其实衣服里绑满了绷带、纱布和引流管，发言结束后，直接到场外的救护车上抽血和化验。她的这种无惧病痛仍然坚持在工作岗位的精神感动了在场的所有人。

人生多磨难，但史安利选择成为自己的荣耀骑士——几十年来，大大小小的手术，无穷无尽的治疗，起起伏伏的心灵挫折，将她的意志锻造得格外坚定，与死神数次交手，又无数次取得胜利，还有什么不能失去？还有什么可畏惧？

与癌症的抗争使得史安利对人生和死亡产生了新的认识，2003 年，她成为中国癌症基金会副秘书长，在实际工作中，她明白一个需要解决的重大问题是"缺药少钱"，靶向药物的昂贵让患者见而生畏，很多癌症患者因病致贫、因病返贫，有的干脆放弃治疗。因药品注册制度，新药价格昂贵，而无法得到及时有效治疗，严重影响着医疗的发展，国家也一直在寻求解决方案。她不停地在卫计委、药监局、海关和财政部之间汇报、申述和请求，在全球最大的医药公司和国家最大的药企之间斡旋，一个从无到有的项目，就在她的努力和付出中产生了。她一手创建了"患者援助项目"，推出赫赛汀、索坦、赛可瑞、英力达和必赛吉等药品的捐赠活动，组织了一批志愿者和热线服务中心及互联网 APP 服务系统为全国患者服务，一干就是 10 年，每年药品捐赠价值约 30 亿人民币，覆盖患者约十几万，城市约 200 多个，医院约 500 多家。这个项目的存在，挽救了数万患者的生命，让他们重获新生。现在，国家已将许多进口药品纳入医保，实行进口免税等措施，为患者带来了更多、更大的福音。

2011 年，史安利正式接任中国抗癌协会癌症康复会会长一职。在癌症康复的大家庭中，她看到了和她一样的癌症患者是如何对待疾病和死亡的，大家阳光、乐观的一面深深地触动了她，也使她增强了抗击癌症的信心，也正是在那时，她决定将光和热播撒得更远，将康复事业发展壮大作为自己人生的新使命。她深刻地认识到，抗癌的治疗过程固然重要，但出院后的康复阶段更重要，也更需要挖掘可持续的康复动力和信心——为癌症患者提供科学的康复知识，进行规范的康复教育，帮助癌症患者家属提升护理知识，才是让癌症患者获得康复的秘诀。在她的领导下，这个癌症患者的组织发生了根本变化：全国发展到了上百家癌症患者组织，从此大家有了自己的第二个家。她创立了癌症康复论坛；每年举办康复组织骨干培训班；创建了肿瘤防治宣传周"同一天一起行"品牌活动；开展了营养干预工程；全国普及通络操；开展科普知识教育活动，提高肿瘤预防意识；带领大家走中国科学抗癌和群体抗癌的道路。

史安利对康复事业的务实与决心也感染和影响着人们。在第三次抗癌手术术后的国际会议上，国际抗癌联盟副理事长、乳癌联盟主席杰夫教授评价说："你们的努力确保大会成为一个独一无二的盛会，使我们建立了新的伙伴关系，并激励我们继续前行。""国际康复之路"主席赫西女士评价说："每一个细节都经过精心策划，从有趣的全面会议的程序和鼓舞人心的演讲到壮丽的社交活动和周到的礼物！您和您的团队做了非常出色的工作，使每一位演讲发言者和代表都有受到欢迎和舒适的感觉。"

倾尽一生投入医学事业，30年的抗癌人生里史安利用行动写出"人应该如何过好这一生"。心有大爱，才能刚强，她以专业、勇气与执著对抗着癌症，也以赤诚之心拥抱和创造着美好的世界。如她所说："不知未来自己还会遇到什么困难，但不管怎样，只要心里有爱有阳光，就什么都不怕！"

贾生英:

顽强抗癌　永不放弃

编前按：

贾生英也称老贾，他历经艰辛成了一名乡村老师，20多年教书育人，却忽略了自己的身体健康，发现胃癌时已经是晚期了，医生说手术意义不大，但他决心为自己争取生存的机会，存着死志上了手术台，手术成功了！后来在医生综合评估后不看好化疗效果时，老贾依然不放弃、近乎执拗地想尽办法要求化疗，经历了化疗中难以想象的痛苦，还曾经被下了病危通知书，但老贾注意加强营养，让身体尽快恢复，并通过旅游让自己保持乐观心境，终于完成了全部化疗疗程。5年过去了，他依然快乐地活着。

老贾，全名贾生英，他其实并不老，20世纪60年代出生在门源仙米乡，位于门源南部，到处是高山峡谷，森林密布。老贾的同龄人由于多种原因均未能上学，但他就是想上学，小时候山路奔波，他一路坚持，终于考入了师范学校，毕业后成了一名乡村教师。山大沟深，学校偏远，面对 48 名学生刚刚上任的他哭了，痛哭之后，他面对现实，珍惜来之不易的机会，认真地当起了小学老师。1987 年到 2012 年，他送走了一批又一批学生。

2012 年 3 月，老贾上腹部隐隐作痛，但他没当回事，到医院简单看了看，以为是肝胆不好，只开了点药。几个月之后，疼痛加剧，老贾再次到医院检查，B 超显示肝部有囊肿，但没有发现什么大问题。时间一天天过去，老贾的病情不但没有缓解，疼痛感却越来越重。一次上课时，老贾疼痛难忍，趴在了讲桌上。教室里孩子们静静地看着老师，不知道发生了什么，天真的孩子们以为老师可能是前一天喝醉了。疼痛还在持续，老贾无奈之下请学生帮他捶捶，但疼痛依然没有丝毫缓解。老贾休息片刻之后，坚持上完了那节课。老贾决定在国庆假期后到医院做检查，在国庆节假期等待的日子里，老贾有时疼得直打滚，实在受不了时就吃止痛药。有一天半夜，老贾疼得直不起身子，家人赶紧将他送到医院。胃镜检查之后，医生说老贾的情况不好，胃癌的可能性很大，希望他到外地大医院进一步检查。

去了兰州和西安的大医院，老贾得到的也是坏消息，医生说做手术的意义不大。老贾当时想：自己是不是要死了？经历了无数生活苦难的老贾心里明白，人都会死的，他不怕死，只是心有不甘，他想：难道就没有别的办法？在西安待了两天，老贾看着悲伤的家人决定先回家。他们坐火车到西宁，转乘 4 小时班车回门源后，老贾不甘心，再返回西宁，住进了医院消化内科。两天后，老贾主动找到医生要求去外科。会诊之后，医生跟家属说老贾的病情严重，只能试一试，如果手术中发现确实没法做就只能放弃手术。此时，陪着老贾的家人没有接触过这么严重的病，情急之下就把医生的话转述给了老贾。老贾只有一句话：那就做！在手术台上，老贾双手合十，请求医生，如果术中无法手术就让他在手术台上离去吧。

老贾接受了全胃切除术，从手术台上安全下来了。术后发现淋巴结转移 (2/8)。十多天后他该出院了，老贾的家人问医生有没有化疗的价值。医生说要看患者的经济条件和身体状况，综合考虑之后，医生建议老贾回家调养，不要再化疗了。而此时坐在车内的老贾，隔着车窗，清清楚楚地听到了医生的话。医生离开了，老贾突然冒出个念头。他拿着病历资料步履蹒跚地找到了肿瘤科，冒充是患者家属，咨询情况后要求化疗。回家休养了几天后，老贾从门源赶到西宁，又住进了医院开始化疗。化疗引发的不适让老贾有一种生不如死的感觉，而且第 2 程化疗结束后，老贾又出现了肠梗阻症状，第 3 个疗程时医生通知老贾的家人患者随时有生命危险。老贾在与病魔的一次次抗争中挺过来了，然而第 5 个疗程化疗之后老贾收到了书面的病危通知书。大家劝他再别化疗了，还不如回家休养。面对众人的劝说，老贾态度坚决："我不出院，我死也要死在医院。"医生问他为什么不出院，他说：医院里有止疼药，在他疼痛难忍的时候有药吃，而家里两个孩子还在上学，不想因自己在家离世吓着孩子。老贾还告诉医生，如果死在了医院，就找人抬走火化了，骨灰让家人带走，撒在浩门河里就行了。多年过去了，回忆起那个瞬间，老贾说，当时是为了家人，让家人感觉他仍在坚强地治疗，也是为了孩子，才坚持不出院。就这样，老贾办理了出院手续之后又办理了住院手续。3 天之后，一直没有食欲的老贾，突然感觉肚子饿了，说想吃肉。陪护的家人赶紧买来了排骨，老贾破天荒地吃了两块。又过了一天，老贾想吃拌汤，还趁着家人做拌汤的时间把生菜菜心偷偷吃掉了。慢慢地，老贾感觉到自己有了力气，可以下床了。于是他又申请继续化疗。在第 7 程化疗结束后，老贾一个人开着一辆二手车偷偷地去了敦煌游玩；第 8 程化疗之后他又偷偷开车去了宁夏。家人和医生知道这个情况后，劝他化疗之后在家好好待着。2013 年 8 月 2 日，老贾结束了化疗全部疗程的治疗，但他又把办理出院手续的日子放在 6 天后的 8 月 8 日，老贾觉得 8 月 8 日是个好日子，他开玩笑说他要努力活到 88 岁。

后来老贾站在青海省抗癌协会、青海省抗癌协会癌症康复委员会、青海大学附属肿瘤医院、西宁市西关社区联合举办的癌友联谊会的舞台上，讲述了自己与癌症顽强抗争、永不放弃的经历，最后他说："现在 5 年过去了，我每年都去复查，身体基本正常，吃得下，睡得着，走得动，愉快地和孩子们上课、游戏，快乐地做着公益事业，幸福地生活着。我最大的快乐，就是一直做着帮困扶贫的爱心事业，每当我做完一件资助他人或者帮助别人做完一件善事后，心里感觉很舒畅，很愉悦。乐观开朗是治疗癌症的'良药'，正确面对疾病，保持愉悦心情，减轻心理压力，多参加有益活动，要用一颗感恩的心，学会在生活中抗癌、防癌。"

徐俊本：

抗癌9招 演绎精彩人生

编前按：

本文作者是膀胱癌患者，发现时已是晚期，且伴有多发转移，医生曾明确告知生存期只有5年，复发率更是高达70%，但他选择了与癌顽强抗争，并在抗争中总结出来抗癌9招，目前已生存30年，生命之火非但没有熄灭，反而越烧越旺，演绎了更精彩的人生。他慷慨地将自己总结的抗癌9招介绍给大家，希望癌友们及关注健康的人们的生命之火跟他一样燃烧得越来越旺、长长久久。

我先后从事中药技术与医药教育五十余年。 1988年，50岁的我不幸患了膀胱癌并多发转移，已是晚期。在北京手术后，医生明确告诉我：生存期5年，且膀胱癌的复发率高达70%。面对即将到来的死亡，我该怎么办？我选择与病魔顽强抗争，进行殊死的决斗，我不但要活下去，而且要活出一个更有滋有味的人生来！除了运用西医、中医中药、食疗、气功等办法外，我还用了反省、转移、仁爱、感恩等精神疗法。

30 年来，我的生命之火不仅没有熄灭，还燃烧得越来越旺盛。下面就将我总结的抗癌 9 招介绍给大家，希望癌友们及关注健康的人们的生命之火都跟我一样燃烧得越来越旺、长长久久。

第一招　西医疗法

西医疗法，是运用现代先进的诊疗设备、技术和西药治疗疾病的方法。目前治疗癌症的主要方法是手术、放疗和化疗，这是近百年医学的进步和几代人诊疗经验的总结，疗效是肯定的，因此对于癌症，应当首选西医疗法，而不应怀疑与畏惧。

放疗、化疗往往敌我不分，将正常的细胞也一同杀死。白细胞下降、毛发脱落、恶心、呕吐等都是常见的可能出现的副作用。不少患者都是在手术、放疗、化疗后复发并广泛转移时，抱着一线希望求助于中医疗法。为什么一定要等到西医疗法的招数用尽还无法转危为安时再想到其他办法呢？这样风险太大了，虽然应首选西医疗法治疗癌症，但又不能依靠单一办法，而应采用综合疗法，比如中西医结合疗法等。

第二招　中医中药疗法

中医疗法，是通过望、闻、问、切四诊合参手段获取信息，从整体观念出发，对复杂症状加以分析、综合和概括，辨清病症的具体症候后确定相应的治疗方法，选用中药配伍组方进行治疗。辨证论治是中医疗法的基本法则和特点，调整人体阴阳始终贯穿在治疗过程中，没有定式思维，而是根据病情加减药物进行变通以适应治疗的需要，这就是个体化的治疗。

中医疗法治疗癌症的历史悠久。我国最早的医术《黄帝内经》中，就有关于癌症病因的分析。中医学认为，致癌的原因不外乎外因和内因两方面。外因是邪气、邪毒，内因是七情、五脏六腑的蓄毒、气血阴阳的失调和正气的虚弱。"邪之所凑，其气必虚"，外因必须通过内因而起作用。

癌症患者在手术前后、放化疗期间及以后都可以采取中医疗法扶正固本，挽救气血津液的不足，保全正气，祛除癌毒。比如中医说肿瘤的形成是正气不足而邪气乘虚而入所致，治疗上应选用补虚扶正的药物，如人参、黄芪等。在中成药中，有不少补虚益气的良方良药，如六味地黄丸、生脉饮、十全大补丸等，均是扶正固本，疗效显著的药物；用来祛邪气、抑制肿瘤细胞扩散的药物有西黄丸、回生口服液、复方斑蝥胶囊、片仔癀、安宫牛黄丸等；金克槐耳颗粒、紫金龙片等则是扶正与祛邪兼顾的重要药物。在中成药中，有很多药物有利于肿瘤患者改善手术后和放疗、化疗后的整体状况，增强机体免疫功能。由于中药疗效显著，副作用小，在治疗肿瘤时被广泛应用，已经显示了它强大的生命力和重要地位。

根据中医的"治未病"的理论，应当采取未病先防的措施，运用现代诊疗设备和技术对普通人群进行常见肿瘤的筛查，发现早期肿瘤的患者即应用西医和中医疗法提前进行治疗，扶正祛邪，防止肿瘤发展到中晚期。这样的方法取决于人们健康观念的超前意识和危机意识。

最近，有医学专家指出：癌症已成为一种慢性疾病，大多可防、可治，重视预防，重视筛查，可以使大部分肿瘤患者在早期被发现，及早进行治疗，从而降低癌症的发病率和死亡率。

第三招　食物疗法

食物疗法，是选用具有一定功效的特殊食品，经过一定制作后应用于治疗肿瘤的方法。食物疗法是众多方法的重要补充。

在肿瘤治疗中如何进行食物治疗呢？比如我就连续两个月服用在民间广泛流传的安全有效的食疗方——核桃树枝蛋（鲜核桃树枝 120 克，连壳鸡蛋 2 个，加水用慢火煎煮 4 小时，去药渣，喝汤吃蛋，每日 2 次，每次 1 个），据说扶正祛邪、攻补兼施，有较强的抗癌功效。此外，还有翡翠大蒜、琥珀核桃等食疗方，我都一直在坚持服用。肿瘤患者由于治疗期间，因手术、放疗、化疗带来了一系列的身体副作用，人体的气血、津液都受到严重影响。所以在手术前后、放疗、化疗期间及以后，均需要进食补益元气、大补气血的食物进行调理，如黄芪粥（黄芪 50 克，粳米 50 克）、红枣粥（白莲 50 克，桂圆肉 30 克，红枣 30 克，冰糖适量，粳米 50 克）、当归黄芪炖鸡（当归 20 克，炙黄芪 100 克，子鸡 1 只）等。牛蒡根、芦荟这些具有抗肿瘤和修复组织损伤的食物宜多食，可使脏腑功能活动过程中人的精神、气血和津液等的损耗通过这类食物不断得到补充和滋养，提高机体的抗病和自身修复能力，防止肿瘤的复发和转移。长期服用苦寒的中药会出现一系列阴精亏损的消耗性症状，在肿瘤治疗期间还要多服用枸杞、龟肉等养阴生津的食物及药物。接受过腹部手术的患者会不同程度地出现肠粘连的情况，严重者甚至发生肠梗阻。由于这类胃肠道肠蠕动减慢，气体和液体积聚其中，需要服用理气、消导的食物，如山楂、金橘等，以促进肠蠕动增加排气，利于术后胃肠功能的恢复。如在放疗、化疗期间会出现恶心、呕吐等消化道症状，此时可以选用煨姜、红糖或者紫苏等降逆止呕。此外，同时要严防"癌从口入"，注意"忌口"。癌症患者要禁忌以下食物：烟、酒、槟榔、胡椒、辣椒、花椒、芥末、虾、蟹、香菜、竹笋、韭菜、油炸食物、烟熏食物、腌制食物、香肠、火腿、霉变食物及被污染的食物。不忌口，不仅降低了抗癌药物的疗效，还会诱发肿瘤复发和转移。

第四招　气功疗法

气功疗法，是一种以调身、调息、调心为手段，松静自然、动静结合、循序渐进、持之以恒调节身体内部环境、增强免疫功能、防治疾病、健身延年、开发身体潜能的锻炼方法。

气功的重要特点是可大量吸氧。不但对肿瘤治疗有显著效果，而且对许多慢性疾病都有明显疗效。

1989年我在住院治疗期间，每天凌晨三四点即起床练功，在户外顶着刺骨的寒风，踏着厚厚的积雪，坚持练功。每次锻炼的时间约一个半小时到两个半小时，每天早中晚都进行一次锻炼。回到长沙后，继续坚持在湘江风光带和湖南烈士公园等空气新鲜、多树傍水、道路宽敞的平地上练功。这样的气功锻炼使我吸进了大量的赖以生存的新鲜空气，补充了大量的氧气，因而深受其益。我通过气功锻炼及多种办法恢复了体力，正气充足，疲倦、乏力、气短、头晕等情况远离了我。我担任校长14年期间，工作超负荷运转，有一些与我同行的年轻人常常跟不上我的步伐。

第五招　精神疗法

精神疗法，是用积极进取的精神、意识、思维活动和亮点心态应对病魔，以消除症状和疼痛的方法。这一方法，包括主动精神疗法和被动精神疗法。前者由本人实施，后者由他人实施。前者是主要的，后者是辅助性的。

许多癌症患者经过手术、放疗、化疗，虽然躯体症状得到一定程度的缓解，但担心复发、转移、对死亡的恐惧、孤独、忧伤、绝望等情绪终日笼罩在心头，进而消极对待治疗，甚至放弃治疗。

根据中医理论，人的精神、意识、思维活动，是以精、气、血和津液为物质基础的。这种精神活动，具有双向调节作用。对人体既有积极的增力作用，也可以起到消极的减力作用。肿瘤患者如果积极进取、正确面对所患疾病，保持相对平和的心态，以正能量推动生命，可以使气血条达顺畅，功能增强。否则，人体的物质基础受到破坏，抗病能力下降，肿瘤就有可能复发、转移。因此，精神疗法对于肿瘤治疗具有十分重要的意义。

怎样进行精神疗法呢？一是认识并了解自己所患疾病，二是了解自己，三是相信仁爱，四是坚定信心，五是东山再起，六是寻找亮点，七是宽容厚道，八是美好神往。

当被癌症缠身时，我不甘心就此被病魔击倒、不甘心沉沦、不甘心坐以待毙，我要继续活下去，以乐观的情绪、健康的心态、顽强的斗志、不死的精神和决心，杀出一条血路，直至战胜病魔。正如此，我要在思想上藐视它，但在办法上重视它。

第六招　反省疗法

反省疗法，是事情过后回头来检查，分析产生疾病的原因和之前对待疾病的态度，以便产生动力，采取适当手段治疗肿瘤的方法。

抗癌治疗与癌症侵袭是正邪双方的对立斗争，要知己知彼，才能取得斗争的胜利。这个"彼"，就是导致产生癌症的"因"。今天既然我知道癌症这个"果"，就必须了解患上此疾病以及延误治疗以至于发展到中晚期的"因"。据此，我回顾了自己犯下的 3 个严重的错误：首先，膀胱癌确诊之前我曾全程无痛肉眼血尿，且尿频、尿急长达 8 个月之久，没有告诉任何人，每天继续工作；其次，我曾经害怕手术，拒绝手术治疗，误以为仅用中医药和气功就可以治疗，因此开始我拒绝手术，延误了手术时机；我患膀胱癌之前曾有 22 年的吸烟史，现代科学表明，吸烟严重影响人体的健康，有百害而无一利。我是从确诊为膀胱癌这天起，才与香烟彻底断绝关系的。

反躬自省、反求诸己，是抗癌成功的钥匙，它可以产生一定的动力。对于导致癌症因素的真相不掩盖、不隐瞒，用积极进取的方法加以克服、改进，对于癌症治疗严防复发转移，这些对促进早日康复都具有十分重要的意义。

第七招　转移疗法

转移疗法，是患者自觉地将对癌症的恐惧心理进行转移、换位，以积极进取的举措占领心灵，使其摆脱痛苦的方法。在进行精神疗法的前提下进行转移疗法，二者相互依存、相互为用。

转移疗法是通过积极参与各种活动进行转移。如唱歌、跳舞、书法绘画、种花养鸟、访友聊天、参加各类学习培训等，丰富自己的生活内涵，以转移、分散、消除恐惧等不良情绪，减缓心理压力，充分寻找快乐与自信。

我于 1989 年 4 月从北京出院返回长沙后，一边进行综合治疗，一边着手准备资料写书。我第一部 32 万字的处女作《常见病简易方药》于 1991 年 7 月出现在各地新华书店和湖南省图书馆的书架上；2008 年《愚山文集·垂死挣扎》出版；2014 年《常见病中成药实用速查宝典》出版。目前，我正在编著的《爱国情怀》已经脱稿。我长年笔耕不辍，谋篇布局，哪里有时间忧虑肿瘤的复发与转移呢？重返工作岗位后我又承担了一项颇具风险的项目，哪还有时间为肿瘤而忧虑呢？退休后，我出任中专校长14 年，也没有时间去忧虑癌症的复发和转移。73 岁时我通过了国家统考，成为"国家注册婚姻家庭咨询师"。我总用积极进取的举措占据心灵，为此当作快乐人生，转移了对癌症复发与转移的恐惧，效果明显。

第八招　仁爱疗法

仁爱疗法，是接受和争取他人对癌症患者的同情、帮助和爱护等思想和行为的鼓舞，以消除心理压力的治疗方法。

仁爱的表现，包括理解、同情、支持、帮助等。一个握手、一次帮助、一次探望、一个电话、一束鲜花、一句问候、一封邮件、一条短信……

仁爱，来源于亲情和社会两个层面。前者是癌症患者与癌魔顽强抗争的勇气和力量的源泉，后者是癌症患者获得延长生命的巨大动力。

仁爱的获取，除了被动地接受仁爱外，还应主动地争取仁爱。如果害怕别人知道你患了癌症，去回避、掩盖，无人知晓，又有谁会同情和关爱你呢？多一分理解、同情、关爱，就会延长一天生命。

仁爱疗法对癌症患者特别重要。数据表明，全世界每天约 550 万人在忍受着癌症痛苦的折磨。其中，80% 的患者因疼痛严重，精神抑郁，崩溃到想自杀。这表明，癌症患者是社会真正的弱势群体，特别需要亲情及社会的关爱、救助。需要人们对他们"高看一等，深爱一层"。仁爱，就像一盏明灯照亮了这些肿瘤患者伤痛的心灵；仁爱，能使他们消除辛酸、孤独、阴沉、悲观、痛苦、绝望的消极心理；仁爱，能给他们温暖、愉悦、信心、希望、勇气、力量、阳光，延长其生命，重新回到生活当中。

因此，给癌症患者施以仁爱，是挽救人类生命、人类文明之壮举。

第九招　感恩疗法

感恩疗法，是通过对他人所施的恩惠表示感激，用以清除杂念、滋润心灵、激活力量治疗癌症的方法。

为什么要感恩？善良，是人的本性，"感激涕零""感恩戴德"等成语，表明几千年来感恩是中华民族传统文化的美德。按常理，受了他人恩惠，表示感谢，报答他人的感情是良心无愧之所在。尤其是患病后，更可以激活我们一颗善良之心，激活我们愉悦、减轻和消除痛苦之心，激活我们一种向上的精神力量，激活我们看到的是亮点而不是暗点，激活我们对人生、对未来充满信心与希望，以加速癌细胞向正常、健康细胞的方向转化。感恩，可以起到比药物更意想不到的治疗效果。

感恩，不论亲疏、不分年龄、不论辈分、不分级别、不论是否谋面，只要是受了他人的恩惠，都应当感恩。感恩的内容丰富多彩，形式也多种多样。一声道谢、一个鞠躬是感恩；一封感谢信、一次回拜是感恩；听从开导、积极治疗、反省致癌因素、改变不良恶习、不让关心你的人忧虑是感恩；振作精神、充满信心、寻找亮点、东山再起等都是感恩。

30年的抗癌路上，我受到许多亲人、朋友、同事、同学、学生、领导、专家等仁人君子给我的温暖、信心、勇气、力量、荣誉，我怎能把他们忘怀？他们给我的仁爱就像一盏明灯，照亮我的灵魂，使我的生命得以延长，并为之增光添彩。他们恩重如山，尽管有的同志已经退休，甚至有的已经辞世，有的至今尚未谋面，但对他们我至今都感激不尽。"滴水之恩当涌泉相报"。2008 年，我通过中国国际（香港）传媒出版集团出版的《愚山文集·垂死挣扎》向他们表达我真诚的感恩之情。

当我们获得"长沙市最美家庭"的荣誉之后，专门致函《感恩妇联》；当我从常州旅游回到长沙后，撰写 5000 余字的《友情之旅》感恩老同学。当我确诊为膀胱癌后，妻子受到了如晴天霹雳般的巨大打击，然而她强忍着内心的痛苦，却在思想上给予我安慰、鼓励和信心；在治疗上千方百计寻医问药，积极帮助治疗，终日陪护；生活上，体贴入微，想方设法制作营养丰富且可口的饭食，以增强我机体的抗病能力；当我上班后，工作上给我鼎力相助；遇到困难时，为我分忧解愁。爱的力量是温暖而巨大的、永恒的。我撰写的《丈夫抗癌 25 年生命依旧灿烂，赞妻子恩深情重感动天地》的长篇发表在《凤网》上。

感恩疗法，是对抗癌魔的重要手段。

在漫长的抗癌路上，风雨兼程，不断出招，招招交织进行。抗癌九招，演绎精彩人生！

（注：文中所述中医中药及食疗方因个体差异，均要咨询专业医生后方可服用或食用。）

女　孩:

乳腺癌唤醒了隐藏的亲情

编前按:

这是一个很年轻的乳腺癌患者,作者从心理医生的角度发现了患者坚强、不在乎的外表下隐藏的对疾病的恐惧、对未来的无措和对亲情的渴望,并引导患者倾诉内心的感觉。患者认为自己应该懂事、独立,不应该给亲人添麻烦,也是一直这样做的,但在自己被诊断为癌症时她突然感到是那么脆弱、无助、绝望,特别需要亲人的理解、照顾和陪伴,又不知道如何去做……在心理医生的建议下,她把病情告诉了父母,父母陪她办理了住院手续,并在她治疗过程中一直守护着她,她才知道父母是爱她的。每个家庭都是不同的,但亲人之间的爱是一直在的,是支撑我们跨越困难的动力。

这是一个通过电话预约的女孩,电话中她并没有谈及她有什么不适。初次到来,她一副若无其事的样子,先是在诊室溜达了一圈,对诊室内的装饰进行了评价,看上去蛮轻松自在的,比我这个主人更像主人,让人不由自主地联想"她是来做治疗的吗?好像我是患者,她来给我治疗一样。"当然，作为一个专业人士，我知道这样的患者往往比别的患者具有更大、更深的创伤，而且我需要耐心地陪伴，等待她走到我的面前讲述她自己的秘密，而不要在她还没有准备好之前就急于揭开她的伤口。

她坐下来，貌似随意地问："你的家人都好吗？"我意识到，她的家人中可能有一些情况与她来咨询相关。但是，当我把问题转向她的家人时，她却立刻回答："我有爸爸、妈妈，姥姥和我们同住。我来看心理医生和他们没有关系，我们不需要聊他们。"大家可能都知道，来访者否认越快、越回避的话题，恰恰是我们越需要关注的点。

在迂回了几个无关紧要的话题之后，女孩突然爆料："我刚刚查出来乳腺癌"，但她马上声称："我不是到你这里哭泣，让你可怜我的。我只是困惑，不知道怎么回事就打了你的电话。"语速之快、音调之高、音色之锐利，以及态度之坚决，似乎患病之后变得无助是一件非常可怕的事情。我感觉这个女孩一定被"乳腺癌"这个诊断吓坏了，同时，她又被自己的这个"吓坏了"吓坏了。此时此刻，她也许需要一个人告诉她，或者需要一个人来替她表达，"吓坏了"很正常。

我对她说："乳腺癌的这个诊断突然蹦出来，你吓到我了。"女孩怔住，眼泪不由自主地涌出来，她任由眼泪的倾泻，眼睛紧紧盯住我，开始诉说：她是如此年轻靓丽，还在读大学，还没有邂逅美丽的爱情，还没有结婚育儿，还没有工作挣钱，还没有来得及孝敬父母，可是却得了乳腺癌。一纸诊断，让自己远离了健康，远离了美丽，爱情与宝宝变得如此遥不可及，而死亡却变得近在眼前。自己非常害怕，不知道如何往前走……我静静倾听着，不时递给女孩纸巾，并时不时地点点头，回应着女孩的倾诉，用身体语言有力地告诉她"我在这里陪着你"。

随着情绪的宣泄，女孩慢慢地放松了，情绪也稳定了一些。我询问道："医生的建议是什么呢？"在我看来，医生在给出临床诊断之后就会制订出合理的治疗方案进行治疗干预，这个首诊医生和治疗方案对患者来说都是很重要的。但是让我讶异的是，这个简单的问题再次诱发了患者激烈的情绪反应"什么破医生！还是专家呢，冒牌的吧？居然让我去手术，我能去手术吗？我手术了谁能照顾我？"

话题在这里再一次发生了转折。看来，问题不在于医生提出了什么样的治疗方案，而是在于手术期间女孩是否能得到必要的照顾。话题隐隐地指向了女孩的家庭，女孩如此愤怒的情绪背后隐藏着怎样的家庭秘密呢？

随着女孩的描述，她家庭的帷幕一点一点地掀开。

父亲是一位教授，学术专业水平很高，在他的业内很有声望，但他"十指不沾阳春水"，在家里根本不会照顾他人。家，对于他来说是一个旅馆，有时候连饭店都算不上，因为他的饭局比较多，常常不回家吃饭。从小到大，很少和父亲交流，因为他忙碌，因为他严肃，因为父女间的偶见。印象中，她的父亲只是一个路人，不知道能给自己什么样的帮助。

母亲是一位家庭妇女，全职主妇。按说有这样一个全职妈妈，作为唯一的孩子，应该享尽照顾与呵护。可是，妈妈被另一个家庭成员抢去了！姥姥是一个精神分裂症患者，多年来反复发作，发作起来又踢又打又骂，动不动还会离家出走，不肯服药，不配合治疗，经常弄得家里鸡犬不宁、鸡飞狗跳。照顾姥姥一个人，妈妈就够辛苦的了。

小时候，如果有事找妈妈帮忙，妈妈总会疲惫且不耐烦地拒绝，"没看见我在忙吗？你就不会懂事点儿！"因此，她从小就知道自己要"懂事"，不能给妈妈添麻烦，自己的事情尽量自己做，还要尽量做好，甚至尽量给妈妈搭把手去照顾姥姥。希望妈妈在照顾姥姥的转身之际，能看到自己，能看到她还有一个乖巧懂事、独立上进的女儿！

总之，这个家中的爸爸妈妈好像离自己都是那么远，无法让自己安心地依靠。她已经习惯了一个人默默存在，习惯了坚强与独立，不要给也不能给父母添麻烦，习惯了从父母那里得不到帮助。现在，在自己被诊断出"乳腺癌"的时刻，需要人理解、照顾、陪伴的时刻，忽然感到是那么的脆弱、无助和绝望！

也就是说，这个女孩在得知患有"乳腺癌"之际，进入了"习得性无助"状态。在她的成长经历中，每当她遇到困难需要帮助时，得到的都是拒绝，总是处于无助的状态。对于这个女孩，心理治疗的关键是：打破"魔咒"，打破"习得性无助"的桎梏，让女孩相信求助后可以获得帮助，让女孩明确可以向哪些人求助，可以采取哪些求助的方法；使女孩能够主动求助，并帮助女孩通过有效的求助方法获得帮助。

通过几次心理治疗之后，女孩向父母和朋友谈到了自己患乳腺癌的事情。得知她的患病消息后，她的父母将姥姥送到精神病医院的封闭病房，陪她办理了住院手续，并在她接受医院的治疗安排的时候一直守护着她。她的朋友们有空就通过微信、短信等方式和她聊天，到医院去陪她说话。病情朝着好转的方向发展。

出院后的一天，她再一次来到我的工作室。现在的她静谧柔美，卸下了厚厚的"假性独立"的盔甲。经历了这一切的她，仿佛放下了

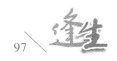

一些心结，有了一些新的领悟。她缓缓地表述："通过和父母、朋友交流我才知道，我这些年的'懂事''独立'让大家误以为我可以照顾好自己，忽视了我也需要温暖和支持。"所以，"假性独立"是导致她"无法获得帮助"的原因之一。她现在知道了，父母和朋友都是爱自己的，在必要的时候都是可以搀扶自己一把的人！

刘宝成：

"新声"从这里开始

编前按：

刘宝成是一名全喉切除的喉癌患者。他失去了拥有了43年的声音，想号啕大哭，却有泪无声。为了伤心的母亲、痛心的妻子和年少的儿子，他决心勇敢面对癌症，他参加了无喉者食管发声训练班，在这里不但学会了食管发声，还接触到原来不曾了解的抗癌知识，也结识了许多有共同经历和"语言"的癌友，并为抗癌前辈的事迹所鼓舞。他还加入市扶残助残促进会无喉者再声会和癌症康复会，并取得了国际无喉者食管发声指导员资格证书。现在的他生活充实而快乐，不仅有了"新声"，更有了"新生"！

　　1999年11月，我因咽喉不适到医院就诊，经检查后诊断为喉癌晚期，做了全喉切除手术。那一刻我真正理解了晴天霹雳、天塌地陷的真实意义。正值年富力强的我却失去了革命的本钱，男儿有泪不轻弹，想号啕大哭，却有泪无声。曾经陪伴了我43年的声音，没有了！面对这突如其来的沉重打击，我只能用暴躁易怒来宣泄心中的愤懑和不满。

自从得了喉癌、做了全喉切除术后，原来爱说爱笑的我，终日不愿出门，沉溺在个人的痛苦之中。不知什么时候，我忽然发现因伤心而哭泣、双眼变得红肿的母亲头发全白了，痛心的妻子变得衰老、消瘦了，年少的儿子在家庭的变故中脸上也逐渐显现出与年龄不相符的忧郁和感伤。这时我才意识到自己的责任和重担，作为家庭的中坚，不该为病魔忘却自己还是母亲的儿子、妻子的丈夫、儿子的父亲，为了他们我也不应该轻易放弃治疗和康复，于是我下定决心，勇敢面对癌症，让家人不再为我担心。

2000 年 4 月，我参加了医科院肿瘤医院举办的无喉者食管发声训练班。训练班上老师不经意地开了句玩笑："在座的想成为歌唱家是不可能的了，但是说话一般都能实现。"别看这句小小的玩笑，却给了我巨大的安慰和鼓励，这也是我患病后脸上第一次露出会心的笑容。

目前，喉全切手术是治疗晚期喉癌的主要手段。像我一样的喉癌患者进行喉全切手术后，不仅失去了语言功能，而且由于气管被截断、呼吸道改道、空气不再从鼻孔通过，而是直接通过颈部造口吸入气管，然后通过支气管到肺进行气体交换，由此便失去了闻嗅、品味、擤鼻、啜饮、吹哨、喷吐等功能。由于颈部造口外露，游泳、洗澡受限，这些都给我们无喉者造成巨大的精神创伤和生活的种种不便。在训练班上，我明白了失语是多数喉癌患者必经的体验，也知道了全喉切除后，只要我们自己具有打嗝的能力就可以进行"食管语"的培训。

所谓"食管语"，就是在全喉切除后没有声带，而通过科学训练震动食管发声。首先通过训练口鼻使吸入空气到食管，再经过腹压使空气排出，引起食管狭窄处振动，发出如吃饭后打嗝的声音，再经过咽、鼻、口、舌、齿及唇构音器官的配合，形成食道语言。"食管语"培训是教给患者一种发音的方法，一般要培训 2～3 周，根据个体情况近 70%～90% 的患者可成功说出"食管语"。食管发声的质量，除有手术造成的食管损伤外，很大程度上取决于本人的信心和力量，要坚信自己，遇到发音不准的句子和单词，要反复练习，直到满意为止。"食管语"音量较低且音调平直，食管发出的声音较正常人相比要低一个音阶，也就是平常所说的低八度。

在训练班上，我接触到原来不曾了解的抗癌知识，也结识了许多有共同经历和"语言"的癌友，其中还结识了已故相声演员李文华老人，他不仅是著名艺术家，还是我抗癌路上的良师益友。他与喉癌抗争的经历、经验像和风细雨般滋润着我的心田，有亲人和朋友们的相伴，在战胜癌症的路上，我不再那么孤单、凄凉，而是充满了希望和阳光。

在训练班上，我找到了言语残疾人的娘家——市扶残助残促进会无喉者再声会和癌症康复会，成为他们中的一员，为我的抗癌康复生活翻开展新的一页。

2002 年 3～4 月，我受"再声会"派遣到泰国参加 1 个月的食管发声指导员研修生班学习，深入系统地了解食管发声的原理及指导新学员的方法，结业时，取得了国际无喉者食管发声指导员资格证书。回国后，我担任食管发声指导老师已有 7 年之久。疾病虽然带来了变故和磨难，但同时带给我的精神财富也是我不曾料到的。我在"再声会"授课，在医科院肿瘤医院担任食管发声训练班的指导员工作，应山西肿瘤医院和天津第一中心医院之邀授课，多数时间在"再声会"咨询热线担任接线员，为全国无喉者提高语言康复服务。作为喉癌全切术患者，为像自己一样遭受癌症痛苦的患者们志愿服务，是我现在生活的主要内容。自己的过去是他们的今天，我把病中自己对生命和生活的感悟、抗癌的经验、经历和心得与癌友们分享，激励他们，帮助全切术失语者积极面对困境，早日脱离失语状态，返回有声世界。

天有不测风云，抗癌路上的第 10 个年头，疾病再次降临，因心肌梗死安装支架，用药过程中造成气管咯血，对于喉癌全切术患者来说，极易造成气管堵塞危及生命，故在治疗中不得不 3 次住院，这次教训给我敲响了警钟，提示我对于健康不能顾此失彼，对于任何疾病要积极面对、正确治疗、及时解决。

我在北京癌症康复会曾负责给小组分取杂志，作为无喉者秋冬季易受感染侵袭，感冒概率增大，为此小组用微薄的经费给我买了一条围巾，癌友的情谊和关怀更加坚定了我服务癌友的决心。在小组里一位癌友把看过的健康时报装订成册送给大家传阅，以便大家共同掌握医学信息和知识。群体抗癌，在我们小组里至今还保存着大家参加"2004年为奥运会加油，一个也不能少"活动的证书，今天我们实现了我们的誓言，我们还会在"抗癌健步走"活动中继续走下去！在漫漫抗癌路上，我们与康复会共同成长。

我们不能改变生命的长度，但我们能够拓展生命的宽度，在未来的道路上，我将坚定信念，用乐观、积极的心态，在生命的旅途上扬起希望的风帆。现在的我生活充实而快乐，不但有了"新声"，更有了"新生"！

叶　子：
食疗的奇迹

编前按：

患者叶子是晚期胆囊癌患者，诊断时已弥漫累及周围脏器，医生认为她已经没有手术治疗的机会，推荐中医中药辅助治疗。她在医生的指导下，采用西医营养学和中医食疗的方法，精心调理饮食，改变自己原来不良的生活习惯，已带瘤生存三年余，且面色红润、快乐自信。这虽是个案，但医患双方的不少切身体会仍然值得我们思考和借鉴。

转眼间我已为患者叶子治疗三年半了，如今的她面色红润、声音响亮，欢快的笑声给我的诊室带来了欢乐，一脸的阳光明媚感染着每一位来就诊的患者。

我还清楚地记得首次来就诊时的她，蜡黄的脸色，深陷的眼窝，骨瘦如柴的身躯，在家人的搀扶下，晃晃悠悠地挪入我的诊室。她有气无力地问道："医生，您看我还有救吗？"哀怜的眼神透着挥之不去的忧伤。尽管平时见多了哀怨的患者，她的表情依然使我的心为之一颤。

我仔细看了她的病历后，心情沉重了许多，是实情相告呢？还是隐瞒病情？正在犹豫中，她的家人说："先让叶子出去吧。"我看到叶子的眼神一下子黯淡了下来，心里不禁一痛，这一出去，对她而言不就等于宣判死刑了吗？我拦住家属大声说："我想听听叶子的意见。"这句简单而平常的话，竟然让她有点激动。在叶子的叙述中，我知道了她不幸的故事：爸爸去世早，妈妈生活艰辛，叶子40多岁时，年轻有为的丈夫又因结肠癌去世。她低沉地说道："医生，谢谢您能听我的倾诉，也请您救救我，我还有年迈的母亲，年幼的孩子，他们都不能没有我。"我用力握着她冰冷的手，她就像寒风中颤抖的即将凋零的叶子，那么的脆弱和无望。作为一名医者，我多么希望自己能为她抵御住病魔的狂啸，让她重新萌发出生命的绿芽。

叶子的 CT 报告显示：胆囊壁弥漫增厚，强化不明显，外膜模糊、粘连，邻近肝实质，胃窦、十二指肠及结肠肝区可见软组织灶延伸至肾前间隙，病变粘连肝门，胆管、肝内胆管略扩张，胆囊底部多发结石，肝脏大小正常，左叶小结节约 7mm，余肝实质密度均匀，未见占位。这些影像学表现符合胆囊癌，而且已经弥漫累及周围脏器。外科会诊认为已经没有手术治疗的机会，推荐中医中药辅助治疗。

了解了她的病史和病历资料，我对叶子说："可先采用免疫治疗加服中药汤剂，扶正祛邪、软坚散结，如能控制瘤体增长，还有可能获得手术切除的机会。"她频频点头，失神的眼里又重新燃起了希望。

我进一步了解到，叶子平日有不良饮食习惯，以前为了犒劳辛苦工作一天的丈夫，晚餐往往比较丰盛，每晚都喝酒且进食油炸食品，加上进食很晚，往往餐后很快就睡觉，没时间健身、散步。丈夫去世后，这种生活习惯也一直沿袭下来。我严肃地告诉叶子，这些不良的生活习惯往往会导致肥胖、糖尿病、胆结石、高血脂、高血压、脂肪肝、急性胰腺炎、肠癌、胆囊癌等疾病的高发，很有可能是她患病的罪魁祸首。

俗话说"早餐吃好，午餐吃饱，晚餐吃少"。晚餐的节制很重要，因为晚餐后人们的活动量减少，吃得太多会加重身体的负担，尤其是消化系统的负担。胃肠蠕动减慢，肠道内有害物质不易排出体外，增加了消化系统患癌的风险。晚餐进食晚、长期饮酒及长期食用油炸食品往往增加了患胆囊炎及胆石症的机会，而胆石症导致胆汁排空受阻，发生胆汁淤滞、细菌感染使胆酸转化为致癌物质。从中医理论说，晚餐过度进食不利于消化吸收，会过度消耗体内阳气。"脾胃伤则百病生"，胃失和降；"胃不和而卧不安"，睡眠质量出现问题，导致神经衰弱，机体免疫力下降。另外，晚餐足够的膳食纤维很重要，因为食物中的膳食纤维能够促进胃肠蠕动，减少脱氧胆酸的生成，降低胆汁中胆固醇的浓度，使之呈不饱和状态以减少胆结石发生的风险。晚餐过晚弊端很多，如果晚餐晚于8点，被称为"黑色进餐时间"，长此以往，胃癌发生风险大大升高。

听了我的分析和建议，叶子开始积极配合治疗，在免疫治疗的同时加服中药汤剂。另外，叶子的生活习惯在妈妈的帮助下也有了很大的改变。叶子妈妈真是个伟大的母亲，她为叶子的康复付出了所有心血。妈妈变着花样给叶子做营养早餐，为了增加叶子的食欲，妈妈绞尽脑汁地让食物色、香、味俱全。天气好的时候，妈妈便陪着叶子散步，从开始的坐轮椅到需要搀扶，到自己慢慢行走，再到完全正常自如……

为了转移叶子丧夫的悲痛情感，妈妈领来一只小猫咪让叶子喂养，猫咪的活泼可爱驱散了叶子心中的阴霾，给叶子的生活带来了欢声笑语。猫妈妈生了小猫后，母女俩轮流照顾猫咪，这才惊觉，叶子的体力已经恢复得跟正常人没有区别了。

叶子每次来医院复查，我都能感觉到她身体的逐渐好转，除了调整她的药方，我还很关注她的饮食。叶子说："按照您'药食同源'的指导，我们家的厨房可真是养生厨房，不仅注重口感，还注重营养搭配。"比如说，棒子面贴饼子，为了做得好吃、松软，她们会放鸡蛋、牛奶和面，加入切碎的豇豆或者新鲜的马齿苋，上锅蒸，温凉后蘸香葱蒜油……食物多样，主食以谷类为主，粗细搭配；菜以蔬菜为主，荤素搭配。晚餐基本以杂粮、粥为主，粥里少不了放一些大枣、山药、枸杞子……粥熬好后放入蔬菜，开锅温后食用。每天做到4个一："一杯牛奶、一两豆腐、一两瘦肉、一个鸡蛋"。健康养生食疗，母亲细心烹饪，叶子认真进食，日子一天天过去，叶子的脸色也一天天红润起来。

中医认为，慢性胆囊炎、胆石症属中医"胆胀""肋痛""黄疸"等病症范畴。其根本是饮食失节，损伤脾胃，脾失健运，湿热内生，湿热之邪蕴滞中焦，肝胆疏泄失调，胆汁淤滞，藏而不泻，日久煎熬成石。治疗关键是疏肝行气、利胆排石、健脾和胃、消炎利湿，施以四金排石汤为基础方，随症加减。

叶子的病情比较复杂，同时患有慢性胆囊炎、胆结石和胆囊癌。药物治疗及科学的食疗使她获益。3年来，她定期门诊复查，她的体重一天天增加，肋间疼痛逐渐消失，消化道症状也逐步改善，生活质量日渐提高。2015年复查腹部CT显示：病变稳定。2015年4月，叶子排出大小不一的黄绿色小结石数十枚，她高兴地给我看她拍的结石照片，让我分享她的喜悦。

我由衷地替叶子高兴。叶子在最后一次复查时拉着我的手，动情地说："章大夫，谢谢您！是您用医术和爱心把我从死神手里夺回来了。"我握了握她温暖的手，笑着说："甭谢我，应该谢谢你的母亲，是她用无私的爱陪伴你、照顾你，是她给了你第二次生命。"

叶子是幸运的，她对我说，我对她的治疗不仅仅是药物救治、饮食的指导，还有安慰和倾听。谁能否定患者内心燃起希望对疾病治愈的作用呢？

同样，我也感谢叶子，她的坚持让我感受到生命是脆弱的，但是也很顽强，她让我坚定了一名医者的温情，让我更加深信，良好的沟通是治愈的基础。对患者，我们应该时刻保持悲悯、理解和感同身受；对生命，我们应该时刻保持敬畏和谦卑。

杨　宽：

患癌后重生

编前按：

杨宽在参加工作的第一年被确诊为结肠肝区黏液腺癌ⅢC期，他接受了手术和化疗，克服很多困难挺了过来，六年多后肿瘤复发，医生说平均生存期只有15个月，经历难以想象的艰难，他又跨过15个月这个坎儿仍然坚强地站在我们面前。他每年过两个生日，一个是本来的生日，一个是手术日，他把手术这天当作他的重生日。他认为人生应该过"加法"，从这天开始每天的日子都是多赚的，他积极地治疗、康复、工作、生活、筹建健康基金，每天的日子都过得更精彩。

我今年刚31岁，但已经是个老患者了。2010年8月，我23岁，大学毕业参加工作的第一年，正当意气风发之时，却被诊断为结肠肝曲黏液腺癌，且已经是较晚的ⅢC期。经历手术和化疗后，曾经有一个相对稳定的康复期，但6年多后，即2016年10月，癌症复发，腹膜转移、恶性腹水，目前在治疗中。

我还清楚地记得 2010 年 5 月 3 日的早上，那是我第一次有严重的痛感，因为是参加工作的第一年，收入比较有限，又是一个人在外地，觉得自己年轻，应该没什么大问题，思想有些麻痹，没有按医生的建议做 CT 检查，只是一直进行抗感染治疗。后来又出现了严重的便秘，仍然没有引起我的重视。但疾病仍然按照它自己的规律无情地发展着，8 月份出现了肠梗阻，CT 和肠镜后的病理检查确诊为肠癌后做了手术。由于拖延了病情，给手术带来一些困难，一共做了 10 个小时。从手术室出来的时候只有一个感觉——冷，感觉浑身上下都是冰冷的，两个亲戚给我搓脚搓了一个晚上才有了点热乎气。整个过程里脑海中一直回响着一句话——共产党员不怕疼，后来自己想想也会觉得好笑。

　　开始我并不知道自己的具体病情，对病症的了解也很有限。后来到北京做化疗看到"肿瘤医院"这几个字时心里开始有了不好的预感。住院的第一天晚上，一位护士拿来一张病情记录单，我看到上面写着"结肠癌"，瞬间整个人都懵了。我马上抬起头看我的父母，他们用担忧的眼神忧虑地看着我，我马上就知道一切都是真的，那个情景我永远记得。我咬咬牙说："没事，你们放心，我会好好治疗的！"尽管当时我整个人还在震惊中，但还是咬紧牙关故作镇定。得了癌症对于患者本人来说固然是痛苦的，对于父母来说则更为残酷。因此，在父母面前我没有痛苦的时间。

　　回过头来想，刚知道患癌时我的心态很奇怪，当时我只知道是癌症，但并不清楚严重程度。父母心疼我，并不告诉我真实病情，只跟我说是早期。我不相信他们的话，认为他们一定隐瞒了大部分，所以一直不停地追问，想方设法刨根问底，记得有一次父亲被我逼得竟然流下

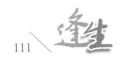

了眼泪。等到我看到所有病情资料后，到网上查了很多结肠癌相关信息，感觉很悲观、焦虑，最终又不得不无奈地接受。

关于患者应不应该知情这个问题，很多人尤其是自己家属会很纠结。有了这一番经历后，我觉得与其让自己在对病情的猜测中备受煎熬，还不如让自己充分了解自己的病情并参与到治疗的决断中去，如果本人愿意，最好参与每一步治疗的选择。

后来的几个月里我经历了7次化疗，因为我对静脉穿刺管过敏，只能采用传统手背静脉输液。因体质原因，我对奥沙利铂神经毒性反应很重，每次输液整个胳膊又麻又疼，恨不得去跳楼自杀。但是，最终还是理智战胜了肉体的痛苦，我选择了坚强，坚持着左右两边轮换着输液，到2011年4月结束了全程化疗。

得知病情后的第一时间，我就把真实病情告诉了当时的女朋友并提出分手，而且在之后很长的一段时间里我一直坚持分开，但是她仍然选择坚守这份感情。亲情和爱情支撑着我走过了一生中最艰难的日子。化疗结束后，我们决定结婚。

求婚前我想了很久，决定要有个独属于我们两个人的特别仪式。于是2011年4月，我找了几个良朋知己做见证，选在庐山的含鄱口，一个大山大江大湖齐全的地方求婚。那一刻我百感交集，竟然一个字都说不出来，与女友相拥而泣。下山的时候我坐在车上，脑海中不由自主地浮现出一首诗：

三上庐山险峰巅，一路逍遥艳阳天。

自在江湖含鄱口，一吻情定尘世间。

结婚后，从装修房子开始，每一刻都是崭新的。虽然劳累，但我们还是要全部自己装修房子，我们需要这个快乐的过程。我们精打细算，一丝不苟地布置着自己的小家，连一颗螺丝钉都能说得出由来，其中经历的辛苦也都成了回忆中的幸福。总听人说，婚后感情会趋于平淡，所谓的"人生若只如初见"比较难，但我倒觉得婚后感情越来越深了，中间经历的不容易让我们更深刻地体会到了知足与感恩，这要感谢疾病带给我们的考验。经历过不容易才会懂得"平常"的可贵，就像空气一样，它最平常不过了，但也是最可贵的，我们一刻也离不开。很多时候，我们不珍惜，只是因为我们无限拥有它而已，生命其实也是一样的。

2011 年 6 月，我康复后重新回到工作岗位。其实在当时压力是很大的。在非常年轻的年龄生病，又一个人再次回到曾经熟悉但又陌生的工作环境，对周围同事们的眼光甚至有些恐惧。虽然后来很快做了调整，尽快回归到正常节奏，但我不得不说，这个过程其实很困难，不身临其境不知其艰难。

一方面是身体上。我当时是在吉林一个县的工商局工作，而我们的家在市区，为了避免两地分居，我就主动申请到一个可以坐火车通勤的镇上工作。来回通勤的绿皮火车每天只有往返各一班，需要早上四点多起床，坐五点多的火车出发。东北的冬天早上零下 20 多度，火车是烧锅炉取暖的，始发站还没有开始烧，每天上车后坐在座位上从腰到脚都是冻僵的，正常的车程其实是三十多分钟，但因每天都要给快车让路，实际车程要一个多小时，那种持续的寒冷令人终身难忘。由于身体在康复阶段，手脚因为神经毒性是麻木的，那个冬天，我的脚就是这么麻着过来的。后来我母亲看到我当时工作的地方后就哭了。

我只是告诉自己，在哪里跌倒的就要从哪里爬起来，爬起来之后没有什么再可以打倒我，我要坚持。

比身体更艰难的是心理层面。患者在这个阶段的心理是很脆弱的，往往身体上的病好了又得了心病。比如有时单位的人一起吃饭，一桌10个人，可能9个人不会提病的事，但有1个人突然会问："你的病治得怎么样了？"尽管这种关心是善意的，但患者的心理往往很敏感——本来想极力挣脱生病的角色，听到这样的话瞬间又被拉了回去。心里背负着这样一个大包袱，越想融入正常的工作生活就越怕伤疤被揭开，后来我就努力通过考试频繁更换工作环境，几年时间里更换了4个单位，从县工商局到城区局，又到地市局，最后到了市委组织部。有多次机会可到省直单位工作，但我都放弃了。一是因为考虑家庭，不能长期两地分居；更重要的是到了第四个单位后，身边同事已经没有人知道我的病情，终于能像正常人一样生活了，我需要的只是这样一个自由的生活空间。

几年的康复生活我过得很知足，也很珍惜这样的日子。我努力工作努力生活，但心里知道这个病就像一颗定时炸弹一样，我时时刻刻担心某一天它会爆发。我的每一个决定甚至每一个行为都被它笼罩着。我们没敢要孩子，甚至到商场买衣服我也会想这件衣服能穿几年……最初做梦的时候自己还是健康的，后来从某一天开始梦中的自己也是患者了。必须承认，这个病已经变成了我生命的一部分。

2016年8月，我岳父被诊断为脑肿瘤转移，9月我父亲被诊断为胃癌，10月在我的例行复查中发现癌细胞腹膜转移伴腹水。短短两个多月，接连的打击几乎摧毁了我的家庭。

　　我的检查结果出来之后，我母亲在医生办公室哭得整层楼都听到了，我当时就知道发生了什么。说实话，我当时内心非常平静，因为已经历了太多的苦难。我来不及自己痛苦，就跑去安慰母亲。当天下午，我回到家平静地睡了一觉，第二天就去北京找原来治疗的主治医生。医生看到我的检查结果后很惊讶，说像我这种情况，六年多复发转移的概率不到百分之五。他建议口服化疗药，我问吃到什么时候，他说"吃到不能吃了为止"。我一下子就明白了，实际上这是一种姑息式治疗。临走的时候，我问生存期大概多久，医生了解我的承受力，坦率地告诉我：平均生存期大约是 15 个月，算下来应该到 2018 年 1 月 3 日。因为接连的打击，家里每个人都心力交瘁，在崩溃的边缘，我决定就在当地口服化疗药。

　　其实最初我也想过放弃，有那么一个时刻曾想：与其这么痛苦下去，不如找个方式了结自己的生命，但这样的想法一瞬间就从脑海中消失了。人活着不光为了自己，说到底活着就是一种责任，为了每一个爱你和你爱的人。我跟母亲说，松一口气我们就家破人亡，我们只能互相鼓励。后来，无论遇到什么情况，我们都咬着牙坚持。母亲很伟大，很不容易，我们父子俩同时在医院接受化疗，她一个人要照顾着两个患者，有段时间她每天晚上躺在床上睡之前都会握着拳头给自己加油，一遍一遍地跟自己说要坚持……2017 年 3 月底，父亲做完化疗和放疗，进入康复阶段，于是我决定到北京进行后续的治疗。4 月我来到肿瘤医院，挂了沈琳教授的号，沈教授看完我的检查结果后说可以住院治疗。当时我跟沈教授说："在您这里治疗，无论什么结果我都不会有遗憾了。"因为我已经尽了最大的努力。这一年多我一直在医院和家之间过着两点一线的生活。

在治疗的过程中，有时症状很难控制，我腹水很严重，很长一段时间都是每周来医院做腹部化疗，需要赶晚上 11 点半的火车。有一次在济南站中转，火车晚点两个多小时，当时腹水非常严重，整个肚子都鼓着，我只能像孕妇一样抱着肚子躺在地面上休息，地面又硬又凉，由于身体虚弱连站都站不起来，这种痛苦是常人无法体会的。每次住院都要排队 1 个小时左右，因为有腹部置管，有一次我排队的时候，腹水从肚子向下流到脚，整个裤腿都湿透了，只能办完手续后找个没人的地方把裤子换了。7 月有段时间因为药物的副作用我的状态很差，连续 1 周高烧 39 度多，还腹泻，白细胞、血小板也非常低，两个鼻孔都流鼻血，伴严重的皮疹，说话都没力气，上个厕所回来都要喘，那时真的感觉松一口气就过去了。但我还是咬紧了牙关坚持，后期的治疗比较有效，症状很大程度上得到了缓解。复发后有 15 个月了，我接受了全身及局部化疗二十多次，到现在已超过了预期的生存期。我始终相信"背对过去，面对未来，永远向前看"。

患病到现在已经是第八个年头，我戏称它为"抗战八年"。我 30 岁的年龄，与疾病斗争的时间占了我生命的近三分之一，但我今天在这里仍然可以跟大家开玩笑。有多少人觉得情况比我面对的更痛苦呢？我的态度是：活在当下，过好每一天，无论怎样我都会笑着面对。

之前，消化内科国老师给过我一张关于如何看待优逝的调查表。填的时候我很平静，因为患病的日子太久，面对死亡已经成为我的一种常态。我现在是结肠癌晚期，虽然一直在很积极地面对，但死亡是一个无法回避的问题。

我见过很多患者得病之后一蹶不振。但我面对死亡没有多少恐惧，反倒觉得这 7 年多的时间活得深刻了。如果没有这个病可能我还是会像原来一样庸庸碌碌，但是这七年多的每一天我都把它掰开了、揉碎了，很珍惜地度过。再大的事也不是事、再大的烦恼也不是烦恼，活着就好！其实我知道现在肿瘤还是在进展，有可能未来的某一天会急剧恶化，但是那是未来的事，为什么非要把今天浪费在对未来一种可能性的担忧上呢？我不想这样，我希望自己每天睁开眼还能看到这个世界，即便有一刻，也要活出价值和意义。

可能只有我们在面临死亡的时候，才会真正理解"向死而生"这 4 个字的含义。我没有恐惧，只有珍惜、淡然和深刻。我甚至还安排好了身后事，器官能捐献的全部捐献，剩下火化后的骨灰也不要放在封闭的盒子里，会让朋友带去庐山找个风景秀美的地方撒了，我永远都要跟阳光和美在一起。生命是个循环，我也是其中的一部分，可能我眼中的一个水分子来自昨天喝过的一杯水，骨头中的钙原子来自多年前吃过的某块排骨，所有的东西包括身体都是这个大自然中的一部分，我希望以后身体的元素能继续在大自然中参与到生命的循环，成为鱼的一部分、鸟的一部分，带我去看活着时候没有见过的世界，继续在这个世界中旅行，我认为这是个很美的过程。活在这个世界上，每一年、每一月、每一天甚至每一分钟都有意义。

对我来说人生的终极意义是什么？《道德经》里有一段话我很喜欢，"知人者智，自知者明。胜人者有力，自胜者强。知足者富，强行者有志。不失其所者久，死而不亡者寿。"意思是能了解他人的人聪明，能了解自己的人明智；能战胜别人的人有力量，能战胜自己的人强大而不可战胜；知道满足的人富有，坚持力行的人有志向；不丧失本分的人能长久；身虽死而精神犹存的人，才算真正的长寿。对我来说其实就要活出一种精神，活着就要战斗。

很多人问过我是怎么坚持走到了今天，我想跟大家分享三个关键词——角度、观念、信念。

角度

1. 生命不是流失了一天，而是多得了一天

很多病友感觉得了癌症就像提前失去了生命，甚至整个人都灰暗起来。今年，有个比我大两岁的病友姐姐就跟我说："我只能活5年，太短了，我的孩子还没长大。现在平均年龄都能活到80岁了，我失去了40多年的生命。"每次那么想她都会很痛苦，而且越来越痛苦，如果一个人每天都在失去的心态中生活，那种心情一定不会好。我现在每年过两个生日，一个是我本来的生日，另一个是8月20号——我手术的日子，手术给了我第二次生命。从手术到现在，我觉得每一天都是我多得的，每天醒来的时候觉得又多赚了一天，睡觉之前又想我今天过得很开心，这一天赚到了。其实每一天都是一样的，区别是有的人过的是减法，有的人过的是加法，换个角度真的就不一样了。觉得自己还有多少生命，过一天少一天，那么整个人就都在负面的情绪里出不来，是不是辜负了这本该很有意义的一天？我每天都觉得赚到了，每天早晨醒来的时候都感觉又多给了我一天，每天我都是笑着的，都是开心的。同样是一天，我们为什么不去调整自己看它的角度，让它变得更有价值和有意义呢？

2. 有病的人生会更有意义

很多人还会说："就算多得了一天，但得了这么重的病，剩下的时间除了拖累家人、自己受罪，还能有什么意义呢？"我觉得，虽然没有病最好，但是一旦得了病，你会感到有病的人生更有意义！拿我自己来说，我患病时只有23岁，大学刚毕业，本该是一展抱负的最好年华，却经历了这种打击。但是我换了个角度想，背负着这么大的包袱如果还能继续把工作做好、生活过好，这才是我的成功。所以我这几年比以前更加努力，如果没有这个病，我可能也没有这种珍惜的心态。这几年我读了大量的书，好书给了我积极的心态和饱满的工作状态，这对于病情的恢复是有帮助的。

疾病的复发无疑是一个沉重的打击，从理论上来说已经没有彻底治愈的可能。文献报告我只有15个月的时间，还需要化疗。虽然这很艰难，但我更觉得剩下的人生更有意义，原来每天都在固定的模式里生活，很难有时间去做想做的事，生病虽然打破了正常的生活节奏，但是也给了我新的生活方式，虽然大部分时间都要在治疗和治疗的副作用里走过，但这几个月我只有能外出就会去找很要好的朋友，回东北、去青岛、去广东，没有了世俗的烦恼，反倒觉得每天过得都很开心。此外，也做了自己一直念念不忘的事情，计划在原来的大学里推动成立一个专门资助年轻患者的健康基金，现在跟学校沟通得比较顺畅，还会继续沟通，无论是否成功，我都觉得有意义。这些事情都是我平常想做又做不了的，由此可见患病后仍然可以把生命活得更加精彩。

3. 患者和家属不应相互指责，而应相互体谅

有一个很普遍的现象就是癌症患者性情往往会有很大变化，原来

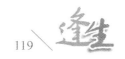

性格温和的可能一下子变得脾气暴躁。这么多年见过很多这样的病友，家属很无奈，很多时候不知道该怎么做，好像做什么都是错的。患者生病后身体难受是一方面，更重要的是长时间的治疗使心情变得很差，只能向最亲近的人发泄。如果家属不理解，还像平常那样考虑问题，就一定会产生矛盾。其实这个过程中更需要双方调整角度互相理解，家属应该多包容、体会患者所经历的痛苦，患者更应该多体会家属的不容易，不能觉得被照顾是应该的。没有什么是应该的，人必须懂得感恩，家属有时候甚至比患者更绝望、更难过，如果我们还要在很多事情上折磨他们，那就太残忍了。就像我曾经逼问病情，把父亲逼得直流泪，就是因为当时我没有体会到他的心情，后来就很注意了。患者和家属之间需要互相理解、共同面对，应该比平常更加珍惜亲情的宝贵，更多地去表达爱，而不是表达烦扰。

4. 与其对疾病带着恨意，不如带着感激过日子

以前我在一本书里读到过一段话，有人问主人公："怎样做，人生才能做到正好？"主人公说："一切。"那人说："我听不懂，你就告诉我怎么做吧！"主人公说："顺其自然。"

这段话我很长时间没有读懂，"一切"这两个字算什么答案？后来经历过很多事情后，我突然明白了，人生中遇到的一切好与坏，无论是好人还是坏人，好事还是坏事，都是我们人生的一部分。好的人、好的事像顺风推动我们走一程，坏的人、坏的事像逆风，教会我们怎么在逆境中继续成长。一切都是最好的安排，都是我们修行自我的机缘，真的这么想心情就平和了。

很多人觉得我年轻可惜，其实我真不这么觉得。23岁生病后的各种经历可能就是上天给我的人生机缘，我只能坦然笑纳，珍惜地走过每一天，在这个过程中其实也能活出精彩的自己。工作生活中我经历了可能说出来大家都会感慨万千的困难，但痛苦和困难过去了就是过去了，只是一瞬间或者一时的感受，而幸福是永恒的，要心存感恩，感激一切。经常有人说要战胜疾病，其实疾病，尤其是像癌症这样的顽症，怎么会是轻易能被战胜的？这并不是我消极，而是我的切身体会。对世间的一切不要带有恨意，包括疾病。有的人会说，感激一切，你连这个病也感激吗？我还真的挺感激的。大多数人都不理解，虽然从某个角度上看，它让我失去了很多可以把人生过得幸福的条件，但换个角度来说，疾病也成就了我的人生，让我变得更成熟、更强大，让我把自己有限的生命活得更深刻、更精彩，没有这个病就没有今天的我，所以可能也是这个病成就了我现在平和的心态和心境，我也很享受现在的平和。

有时候，我躺在床上揉着肚子傻傻地想：你这个病啊，咱俩是老朋友了，共享一个身体，身体没了咱俩都没了，老朋友，咱们就像下棋一样，你不要过早地赢了我，咱多下一会儿。如果你待烦了你就早走一会儿，如果我待烦了我也早走一会儿。我也见过有病友揉着肚子说我要战胜你、我要杀死你之类的话，恨得咬牙切齿，其实这并不是少了一个烦恼，而是多了一个，而且会让自己处于很焦躁的状态，一旦病情稍微有一点恶化就会变得消极，信心备受打击。这个世上恨其实不能解决问题，平和一些可能会更好，我们要带着感激生活。

对于人生中的变故也应如此。2017 年春节后，我的爱人在多方面的打击下很难面对，我们的婚姻也名存实亡，后来就办理了离婚手续。

我父母很担心我会承受不了这个打击，但换个角度看，我们是各自成全了彼此的人生。《庄子》里说，相濡以沫不如相忘于江湖，与其两条鱼奄奄一息彼此痛苦地用唾液互相维持生命，不如告别后各自走各自的路。很多病友也会说感觉身边的亲人感情上变化了，我们要学着换个角度，包容地看待身边的亲情和感情，感激所有爱过和关心自己的人，爱一个人才希望他活得更好。

观念

关于癌症有三座观念的大山——"癌症是绝症""化疗生不如死""治疗没意义"，这三个观念已经深入人心，甚至已经成了癌症患者的共识。这三座观念大山把患者压得喘不过气来，无论医护人员、家人、朋友如何用科学的观念去引导都无法转变，不夸张地说，有时真正杀人的不是疾病，而是观念。下面聊3个真实的故事，希望对大家有一定启发。

第一个故事是我的一个病友讲的，他的一个朋友是东北某军分区的领导，有一天他接到这个朋友的电话："我得了绝症，是癌症，要到北京看病，能不能安排个车到车站里接一趟？"病友很意外，因为这个朋友是军人，平常说话底气十足，可这个电话里的声音有气无力。他到了车站，发现是由4个战士抬着担架把朋友抬下火车的，已经严重到不能自己走路了。谁承想，当天下午接到电话："是误诊，晚上出来喝酒！"这个躺在担架上的"患者"往日雄风瞬间恢复。韩寒有句话说得不错："虚惊一场这四个字是人世间最美好的成语，比起什么兴高采烈、五彩缤纷、一帆风顺都要美好百倍。你可以懂什么叫失去。"这个故事仔细琢磨起来很有意思，一个误诊居然能让一个平常威风凛凛的人走不了路，但你先别笑话他，问问自己：如果这个惊吓发生在自己身上会怎么样？让他走不了路的究竟是什么？其实是"癌症是绝症"的观念。

癌症并不跟绝症画等号，很多早期的癌症或者甲状腺乳头状癌等预后比较好的癌症完全是可以治愈的，有的即便不能治愈也有很大一部分人可以长期带瘤生存。不要说有病，就是像这位没病的，都会被"癌症是绝症"这个观念差点吓死，观念是不是很可怕？

第二个故事中的病友做了3次化疗就死活不再做了，谁都做不好他的思想工作，他跟家人说太痛苦了，这种痛苦别人理解不了。我转头问他："如果我是医生，我告诉你再做一次你就能彻底好，你能不能做？"他想了想说："能！"这是一件很简单的小事却意味深长，其实他身体上是能够承受的，只是心理上害怕了，脑中有个观念——化疗太可怕了。于是我就跟他说："我能理解你，我才30岁，但已经是第8年的老患者了，前后经历了二十多次化疗，我的头发已经是一年里第二次掉完后又长出来的，那你看我现在是不是还好好的？我比你年轻二十多岁，情况比你严重得多，我都不怕你怕什么？"这样的话不仅对他说过，这一年多来跟病友说过很多次，因为发现很多心情沉重的患者通过跟我这么一对比，觉得自己情况还不是最糟的，就没那么痛苦了，这位病友也一样，有时候进和退就在一念之间。治疗有时候并不是身体上忍受不了，而是长期形成的那种观念让自己的精神上害怕了。

第三个故事的主人公是原来工作中认识的一位领导，四十多岁，自从得病后就特别消极，看什么都觉得没意义。回到单位以后，同事照顾他，他就觉得是不是别人总把他当患者个别对待；不照顾呢，他又觉得别人对自己不够关心，不把自己当领导了。

　　很多患者都是这样，即使身体已经康复了，可能也会觉得反正就只有几年生存期，早一天晚一天又有什么意义？完全消极被动的心态。经常看到"抗癌不要化疗"等一系列不科学、不严谨的说法，但实际上化疗仍是到目前为止内科治疗癌症最有效的手段之一，合理适宜的治疗是很有意义的。不要因为那些旧有的观念走错路，也不要那么轻易被传闻所左右，更不要让无知害了自己。

　　这些旧有的观念就像一层层厚厚的壳把我们牢牢困住，我们患者和家属首先要做的就是把壳剥掉，带着壳治疗效果怎么会好？如果有一天普及了"癌症不是绝症""化疗痛苦但能够承受""合理的治疗非常有意义"这些观念，哪怕仅仅就只是这短短的三句话，我坚信也能挽救一大批患者的生命，甚至比花费几百亿研制新药都有作用。

信念

1. 凡是打不倒我们的，只会让我们更强大

　　我认为治病不仅指医学治疗，还包括自我精神治疗。一个拥有强大精神力量的人同时也一定拥有强大的生命力。正能量的人，会诉说痛苦然后爬起来乐观地继续战斗，负能量的人诉说完就怨天尤人。所以一定要让自己笑着面对一切好与坏，对其过程中各种指标的起伏，既不惧怕，也不狂喜，从容面对，坚信自己会好起来，给自己一个阳光的心理暗示。阳光可以杀毒，也可以照亮人心。如果你给自己定一个期限，也就局限于这个期限了。从容大气过生活，哪怕结果已经注定，哪怕已经没有一线希望，也要尽最大努力。人只能被打败，但不能被打倒，这是一个人的尊严！

2. 治疗并不只取决于病情，更重要的是自身

治疗过程中，患者往往会出现两种极端的心态。一种是太烦心，有一批人首先考虑去拜佛念经，把整件事情想得特别神奇。人在遇到无法解决的困难时，往往会求助于神奇，这其实无可厚非。这几年我也一直在研究宗教，我认为通过对宗教教义的深刻领悟达到内心一种平和的状态，并通过自身强大的精神力量面对困难是可取的。通过信仰一种宗教使灵魂有所寄托，转移对疾病的恐惧和担忧也是有意义的。只是千万不要因为过于依赖而放弃了科学治疗，任何宗教的行为都无法代替科学治疗。

另外一种极端的心态就是太唯物，我就是个例子。因为多年的患病经历，我自以为对自身的情况包括这个疾病整体的情况都有了比较清楚的认识，复发之后，我一度很悲观，也考虑过放弃，因为对这个病自以为已经认识得很透彻，太过相信自己在网上查询的信息。这种唯物至上的思想越来越多地出现，比唯心更加可怕，一旦认准了就彻底悲观。不要太过相信网上的信息，其中很多都是几年前的，但医学的手段却是每天在更新，还是要相信医生。

我们应该"战略上藐视敌人，战术上重视敌人"。多数时候是我们太重视疾病本身，往往仅仅只是根据病的严重程度判断预后，但却忽略了一个更加重要的因素，那就是人。不要太过关注疾病本身，完全让它牵着鼻子走，狭路相逢勇者胜，成不成功不光由病说了算，你本人说了才算，咬紧牙关，不抛弃、不放弃，坚持到底，一定会有不一样的结果，因为我经历过也在经历着。面对疾病，面对治疗，要相信自己，坚定信念，不要被大石块吓倒，无论它有多重，拼尽全力、

想尽办法去背，最终的结果如何已经不是最重要的了，享受挑战这个过程才是真谛，功夫一定不负有心人。

3. "贪生"并不等于怕死，人生永远在路上

原来我以为自己的心态特别好，因为不怕死，无论什么样的结果都能接受。复发后一年多的时间一直在化疗，再强大的意志也被损耗得很消沉了。国庆节假期的一天，国老师问我有没有什么心愿，北京台有个"生命缘"的节目可以提供一个实现心愿的平台，开始我随口说了一句："没什么心愿了。"后来，我想到一件一直想做的事情，就是回到学校推动建立一个健康基金，这件事情突然让我心里的阴霾一扫而空。也是那天我突然发现人是永远都会进步的，心态好并不是不怕死，而是我会"贪生"了，贪生并不等于怕死。为了完成这个心愿，我更要好好地配合治疗，好好吃饭，好好活着，内心充满了力量。从那天开始，我整个状态都变得更加积极，思考着、计划着推动这件事向前走，回到家后很神奇地发现病情也有所好转。第二天早上起床后我跟妈妈说："是老天要给我机会，给我时间让我去做我想做的事情。"是"贪生"给了我希望，这种"贪生"就是生命力，甚至比药物的力量更强大，人生永远都在路上。我们不能因为生病停下脚步，一旦停下就会懈怠，要在路上，做一个永远的行者。无论这件事是否成功，它都让我对生命的看法更精进了一步。

最后我想跟大家分享一个故事、一首诗和一段话。

一个故事。从前有个人在庙里很虔诚地拜观音菩萨，突然发现身边跪着的人很像菩萨，便问："您是观音菩萨吗？"菩萨说："是啊。""那您为什么还要自己拜自己呢？"菩萨笑着说："拜佛就是拜自己。"

讲这个故事是想跟大家说，无论面临什么样的困难，甚至面临生死，我们只能靠自己，因为只有自己最可靠。记得我病情复发后脑海中出现的第一句话是鲁迅先生的那句"真的猛士，敢于直面惨淡的人生，敢于正视淋漓的鲜血。"我倒要检验一下自己是不是真的猛士。

一首诗。这首诗为陶渊明所写，现在我把它当成了座右铭。"纵浪大化中，不喜亦不惧。应尽便须尽，无复独多虑。"意思是人活在天地间，不要太过于狂喜，也不要太过于担心、害怕，想做什么就去做，不要顾虑那么多。

一段话。去见你想见的人吧！趁阳光正好，趁微风不噪，趁繁花还未开至荼蘼，趁现在还年轻，还可以走很长的路，还能诉说很深的思念，趁世界还不那么拥挤，趁飞机还没有起飞，趁现在自己的双手还能拥抱彼此，趁我们还有呼吸……

不要等待，不要想着等彻底治好后我再去做想做的事，只要不劳累，就去做，去想去的地方，去见想见的人。今天我们闭上眼睛，包括正常人，谁能保证第二天一定能够醒过来？不要把自己闷在家里，多出去走走，感受鸟语花香，享受我们每一次呼吸。

最后我要说的是，在漫长的治疗过程中，我幸运地遇到了许多可信、可敬的医护人员，我信赖他们，他们关心我。他们不仅给了我身体上的治疗和护理，更给了我精神上的陪伴和鼓励，他们的工作是神圣而伟大的，让我感受到了不一样的温暖，对我来说，他们是我生命中的一缕阳光，是穿透我心底无尽黑暗的力量，我要郑重地向他们道一声：谢谢！

杨景珠：

积极抗癌十八年

编前按：

作者是一名医生，也是患者家属，她的父亲先后罹患肾癌、肺癌、肝癌、脑转移癌，带癌生活了 18 年，在这 18 年中患者没有癌痛相伴，没有抑郁相随，食欲旺盛，睡眠良好，精神矍铄，神采奕奕，与健康人无异。去世前的一个月，他还在北京到处游玩，游览了奥运场馆，在这些场馆留下了最后的微笑……科学的治疗、中医适度调理、心态坚强乐观是他患多种癌仍可带癌生存 18 年的重要原因。

1990 年 12 月 9 日，我突然接到一位在市立医院 B 超室工作的熟人的电话，告诉我父亲在老干部体检中查出肾肿瘤，肿瘤几乎占据整个肾脏，有没有手术机会不好说。晴天霹雳，让我一时难以自控。自此，全家人和父亲一起与肿瘤抗争的序幕拉开了。

肾癌手术虽然风险极大，但评估后决定采取手术治疗，手术获得成功，康复过程正常，父亲心情愉快，全家都松了一口气。不料 2002

年，例行体检又发现父亲患上原发性肺癌，发现时已没有手术机会了，决定采用放疗，治疗效果良好，肺癌也被控制住了。到了 2007 年，父亲又患上原发性肝癌，接受专家建议采用介入治疗，癌肿一年无变化，趋于稳定。2008 年发现脑转移癌，于当年 11 月 1 日平静离世，享年 80 岁。

父亲先后罹患肾癌、肺癌、肝癌、脑癌，带癌生活了 18 年，已属奇迹；更难能可贵的是，父亲这 18 年是高质量的、幸福的 18 年，没有癌痛相伴，没有抑郁相随，食欲旺盛，睡眠良好，精神矍铄，神采奕奕，与健康人没什么两样。去世前的一个月，还在北京到处游玩，尤其满足了他游览奥运场馆的愿望。作为共和国成立后第一届体育专业大学生，在中国举办奥运会是他从事体育专业数十年的梦，游览奥运场馆，让他由衷地开心，抑制不住的兴奋，在这些场馆留下了他最后的微笑……他把他的生命用到了极致。

回顾父亲的抗癌历程，虽然漫长，但有惊无险，其中治疗的科学合理是基础，没有听天由命，尤其是没有过度治疗，所有治疗都尽可能采取对身体打击最小的方法，加之中医适度调理，这是他患癌多种仍可以带癌生存 18 年的重要原因。

高质量的带癌生存，更要归功于他的心态坚强而乐观，始终自信自己不会轻易被打败，因此从不把自己当成不治之症的患者，几次化险为夷，都能迅速把自己的生活调整到正常轨道。父亲的身上有着很明显的体育人不服输的特质，所谓"自信人生二百年，会当水击三千里"，人生无论什么境遇，自信和豪迈都会让自己活出精气神儿。在我的眼里，病中的父亲和数年在市体育运动大会上当总裁判长时的父亲没什么两样，依然腰板挺直，大步流星，笑声朗朗，更有生性谦和，无欲无争，知足常乐，且生活极具自觉性，绝不放纵自己，衣食住行井井有条，丰富多彩，经常参加老年大学的各种活动，旅游观光，含饴弄孙，访亲交友……父亲的这 18 年心里充满了阳光。

父亲 18 年如一日，离休不离岗，除常撰写体育锻炼科普知识教育文章，还坚持不懈为大众义务普及太极拳。父亲太极拳的一招一式都是专业水平，曾为电视台录像作为教学使用。那时每天早上的学校操场上，男女老少上百人跟随父亲学打太极拳，这宏大的场面成为方圆几十里一道美丽的风景，受益者众多，亦成为他离休后的一项事业，经营着也快乐着。这种"存在感"对父亲心态的调整意义重大，社会的需要让他切实体会到生活的意义，生活因此充满了活力。

父亲更是生活在一个充满了爱的家庭里。母亲是位医生，对父亲的照护是高品质全方位的；父亲的 3 个儿女和儿媳、女婿对父亲的爱不仅是从内心发出的，更是落实在一桩一件具体事务上；父亲在孙辈中极具威信，深得孩子们的热爱，对他们的成长都给予了深刻的影响。这源于父亲的无私，当年被划为右派开除公职的姥爷一家来投奔父亲，父亲自然而然地承担起姥姥姥爷和姨妈的生活开支，供姨妈到大学毕业，姨妈也把我们这些外甥视同己出，多方关爱……家庭的和睦、温馨也给了父亲抗病的巨大勇气和信心，当年有很多父亲的老朋友对我们的家庭表示由衷地赞叹和羡慕，每到这个时候，父亲总是志得意满的样子，相信他的幸福感溢满心胸。

父亲走后，我曾试图分析父亲患癌的原因，从他老年时的心态和生活方式该不属于易患人群，从遗传角度也难以寻到证据，爷爷英年自杀去世，奶奶活到八十多岁，非癌症死亡，血缘近亲无患癌者。那么对父亲而言最可能的致癌因素就是环境因素和社会心理因素了。环境因素是众多人无法选择和逃避的，社会心理因素则具有鲜明的个体性，这让我不得不追忆起父亲的生命轨迹。

父亲 1928 年出生在山东历城一个地主家庭。似乎很少听父亲提起他小时的故事，总觉得父亲对过去的生活在刻意回避，好像不单是这个地主家庭对他一生的影响苦多于甜这么简单。只从他偶然的只言片语中知道奶奶嫁给爷爷时陪嫁了一些土地，才使爷爷家成了"地主"，也因此在土改时，爷爷因不堪被批斗和凌辱而自杀。因为父亲对过去的缄默，使我对爷爷全无概念，老家在我脑海里是极其模糊的，因此父亲的成长环境和过去的岁月于我便成了一个无法求证的时空断层。我在猜想父亲的青年时代是不是一段"凹陷"的岁月。回忆会成为一种对时光的挽留，但对过于苦涩的回忆如果难以咀嚼成回甘的记忆，也就没有必要挽留了，宁可让子孙后代把那段岁月当成难以洞彻的沉沉星云。

爷爷的死和多年如噩梦缠身般的地主出身让他压抑了大半生！ 在特定的历史阶段，比如土改时期，作为刚刚参加工作的追求进步的年轻人，爷爷的非正常去世给他的心理压力可想而知；反右时期，父亲深居简出，谨言慎行，躲过一劫；"文化大革命"十年，自然是躲不过去了，作为反动学术权威被抓起来批斗，被学校的造反派工人打烂了臀部；接着被监督改造，去挖防空壕，不慎掉了进去，昏迷了几天虽挺了过来，但脑震荡后遗症致使一只耳朵失聪；那时又正值在反右中因给领导提意见被打成右派的姥爷再次被揪出批斗，全家笼罩在一片愁云惨雾之中，每个人如在刀尖上度日……尽管如此，父亲对祖国的热爱和对党的信念始终不改，"文化大革命"一结束又全身心地投入到教育事业中，并加入了中国共产党。

父亲老年患上多种癌症，与他一生的遭遇不无关系，数十年压抑痛苦的累积，使身体长期处于紧张应激状态，对免疫系统不良影响极大，已埋下患癌隐患。同样，父亲老年的心态健康阳光，可以带癌高质量生活 18 年，与社会环境发生积极变化、心情愉快放松有关。

社会心理因素指心理应激源，即可被个体感知并对个体有意义的各种刺激。社会心理因素对身体的影响很大，祖国医学对此早有结论。明代陈实功《外科正宗》曰："忧郁伤肝，思虑伤脾，积想在心，所愿不得志者，致经络痞涩，聚结成核"。《黄帝内经》的《素问·举痛论》亦说："余知百病生于气也，怒则气上，喜则气缓，悲则气消，恐则气下，寒则气收，炅则气泄，惊则气乱，劳则气耗，思则气结。"都明确指明了情志因素的改变会导致人体生理变化从而形成疾病，且在癌症的发生发展过程中也起着重要作用。

现代医学也早已证实人类长期的心理应激会导致各种疾病的发生，社会心理因素在一定条件下可以致癌；长期处于各种不良的心理环境下，会加快癌症进展，影响病情及预后。从西医角度解释，精神方面的消极情绪会刺激中枢神经，引起自主神经功能和内分泌功能失调，降低机体的免疫功能，从而减弱免疫系统识别、消灭癌细胞的"免疫监视"作用；而良好的心理情绪可以调整和平衡机体的免疫功能，不但可以防止恶性肿瘤的发生，还可使已有的恶性肿瘤处于"自限"的状态，或最终被机体强有力的免疫作用消灭。

　　漫漫人生路，能掌握自身命运者寥寥，能抵御一切精神伤害而百毒不侵者神也！社会心理因素多种多样，现代人的职业压力、精神压力、经济压力等又成为社会心理因素的主要位点，因此在防癌抗癌中，心理卫生教育显得尤为重要。

杜庆洁：

病痛过后的华丽蜕变

编前按：

杜庆洁曾是位乳腺癌患者，现在的她温柔而坚毅，真诚的笑容能让人
变得温暖。但5年前的她因乳腺癌治疗头发脱落，身体也因激素的摄
入而变形，三十余次的化疗和放疗曾使她日不能食、夜不能寐。但她
觉得别的乳腺癌患者可以活着，她也一样会活得好好的，而且当时她
的孩子才一岁两个月，她还要陪孩子走好以后的路，这是她活着的动力。
她还在首都医科大学附属北京世纪坛医院乳腺科的支持下，带领病友
们自发成立了铿锵玫瑰战友团，在帮助别人的同时让自己燃起了希望、
为自己的生活增添了一抹亮丽的色彩。

    2013年之前，我一直是职场上的"拼命三娘"，追求完美的个性
让多栖发展的我迎来事业发展的上升期。然而就在此时，命运跟我开了
一个不可思议的玩笑——一次偶然去医院检查，我被确诊为乳腺癌 II 期。
我还来不及仔细思考就不得不停下了手里紧锣密鼓的工作。曾经繁重
的工作安排、巨大的压力和不规律的生活使我一刻都不能停下来喘息，

可直到那一刻我才知道自己不是铁人，很后悔为了心中所谓的追求失去了生活的平衡、家庭的平衡和身体的平衡。这次因病工作节奏放慢不但对我的生活产生了巨大影响，更让我重新定义了人生的意义。

经历 8 次化疗、30 次放疗，治疗中的那种痛是种近乎撞墙的痛，呕吐到根本无法起身。但反复的病痛并没有吞噬我的意志，我每天积极配合治疗，规律作息，开朗的个性和乐观的心态感染了同期在病房的病友，也收获了很多志同道合的朋友。病友建议我带头一起成立病友组织，一起帮助更多正在接受病痛折磨的乳腺癌患者重获自信和希望。在首都医科大学附属北京世纪坛医院乳腺科的支持下，我和患友们自发组建了铿锵玫瑰战友团（粉红丝带女性健康公益爱心组织），以"铿锵玫瑰"作为团队的名称，表达了虽历经病痛，但依然自强独立、珍爱生命、健康生活的态度。成立近 5 年来，这个组织已有注册会员1000 多人、常委 18 人、各行业专家顾问 50 人，还有模特队、合唱团、舞蹈队、瑜伽队、空竹队、太极队等。我们办过的大小活动 50 场次，包括养生、健康、旅游、书画、运动、唱歌、舞蹈等。440 家媒体包括CCTV13 特别关注、北京电视台生命缘频道、北京时间频道、卫计委电视台都对我们做了报道。我们还为全国妇联妇基会拍摄一部乳腺癌防治纪录片，也曾受到江苏卫视的邀请拍片。

因为疾病，我们更懂得了生命的可贵，所以我们要传递更多的正能量。我们是爱的发光体，我们也要给予别人更多的关爱，"铿锵玫瑰"战友团希望在患友们之间搭建起一个交流分享信息、相互支持鼓励的社交平台。大家在这里不仅交流关于治疗、康复的信息，还可以结识很多真心相待、相亲相爱的好友，更重要的是，在群体的相互支持和鼓励下，走出疾病的阴霾，重新恢复生活的勇气。

　　我送走了 6 位病友，她们曾经都在职场上有一定成绩，有着幸福的家庭，而当我看到她们离开时，我发现生命如此脆弱和短暂，所以我下定决心，尽我所能帮助更多的人。当我们面临死亡的时候，就会知道人生有多么不容易，当你真正离开的时候，能留下的是什么？到底又有多少人会记得你？你做的事情会让多少人受益？

　　在"铿锵玫瑰"战友团的基础上，还成立了近百人的"守护天使志愿团队"，为新的病友提供病房探访和门诊咨询服务。我们在给予病友温暖的时候，我们的病痛也好像减轻了。所以，当自己摆正心态、充满力量的时候，我们才会更加坚定意志去帮助更多人。这些志愿者都是爱的流动和传递的见证，守护天使需要学习各类专业知识：比如淋巴水肿操的方法、心理疏导、营养说、靶向治疗等。Her2+ 患者需要用赫赛汀这种靶向药，而靶向药的昂贵让患者望而生畏，很多患者甚至因病致贫、因病返贫，有的干脆放弃治疗。对于家庭有经济方面困难的，我们帮助他们与慈善机构对接，切合实际地帮助患友解决问题。现在国家已将许多进口药品纳入医保，实行进口免税等措施，为患者带来了更多、更大的福音。用过赫赛汀的"守护天使"也会根据自己的经验和学到的专业知识耐心地为新的病友讲解注意事项等。

　　现在我担任北京市乳腺癌病友会组织乐活者联盟主席，希望解决更多患友的疾病和生活问题。也希望更多的慈善机构和爱心团体能够帮助乳腺癌患者，让她们的人生不再灰暗，抗病路上不再孤单。

小　周：
被动锻炼　创造生命奇迹

编前按：

小周是晚期肺癌脑转移患者，且因生活拮据，不能继续放疗、化疗，只能采取中医中药治疗。中医医生在正常的治疗之外，和他的家人一起认真地为他制订了特殊的治疗方案，并不断地用实例鼓励他。在医生和家人的帮助下，小周重拾生活的乐趣，也重新燃起对生存的渴望和信心，他不仅积极面对自己的病，也开始关心别人。希望更多的患者看到这个故事能够重拾希望、重拾信心，共同感悟生命的力量和生活的美好。

至今仍清楚地记得 2005 年我到病房为小周会诊的情景。当时小周依床半卧，右上肢活动受限，光秃秃的头顶、苍白而消瘦的脸颊和呆滞的目光使他看起来好像四五十岁的样子。再一看病历，我心里不禁暗暗吃惊，他实际年龄只有 28 岁，晚期肺癌脑转移、肝肾功能损害，由于生活拮据，不能继续放疗、化疗，只能采取中医中药治疗，已经整整一周不能进食了。可能是因为看见了我这个大夫，他略显激动，还没有来得及打招呼，就开始呕吐，并不停地喘息。

我急忙走上前，轻轻地为他拍背，细声细语地安慰他。待症状稍微缓解后，才开始替他诊脉。在他身边站着一个瘦小的小男孩，看样子应该是他的儿子，他用大大的眼睛盯着我，小手紧紧地握着爸爸的手，好像一松手爸爸就要走了，而他年轻的妻子在一旁不停地掉眼泪……我的心被深深地刺痛了。

几十年的从医经历告诉我，中晚期肿瘤疾病带给患者更多的是心理压力，许多患者在这种压力下会崩溃，医生在治疗中必须关注患者的心理变化，解除其心理负担，温暖其心灵，从身体到内心的康复是缺一不可的。让患者重拾生活的信心也是医生的职责所在。

我轻声对他说："别着急，你会好的！一定要有信心，为了孩子、为了你的家庭，你能行！咱们一起努力……"他眼中含泪，用力地点头。

从这一天起，在正常的治疗之外，我和他的家人一起认真地为他制订了特殊的治疗方案——"被动锻炼"。一开始由家人陪伴慢慢地散步式行走，在他的农家小院养养小猪、喂喂小鸡，循序渐进地锻炼，活动手脚，逐渐恢复身体的功能。他每天与小动物为伍，沉浸在小生命悠闲自得、茁壮成长的氛围中，重拾生活的乐趣，也重新燃起对生存的渴望和信心。

我还给他讲了我爸爸与病魔抗争的故事：爸爸78岁时前列腺癌骨转移，87岁患胃癌。手术治疗后我给他用中医中药治疗直到99岁半去世。老爸最大的愿望，就是争当跨世纪老人。为实现当百岁老人的愿望，他努力乐观地生活，坚持治疗，坚持锻炼。在东便门小区，无论是冬天还是夏天，人们总能看见一位年近百岁的老人漫步在小路上。他坚持与疾病斗争的故事至今仍在小区流传……并给他讲了很多癌症患者最后治愈的案例。小周从一个一个病例中得到越来越多的启发，也从我爸爸的抗癌故事中看到了希望，情绪逐渐好转，开始遵照医嘱坚持中药治疗，并继续进行"被动锻炼"。

慢慢地，小周好像变了一个人，我们也成了朋友。在最初的日子里，小周总是怕天黑，忍受不了黑夜的漫长与煎熬，入睡极其困难，想得很多、很远，"死"的阴影总是挥之不去。后来小周重新有了笑容，有了欢乐，虽然情绪还不是那么稳定。一次他发短信跟我说，每次煎完中药的药渣，总是舍不得倒掉，视它为"救命草"，最后当饲料喂猪，还打趣地说："不能让猪得癌症害人。"逗得我捧腹大笑。

在说笑中，我们的治疗计划得以有序、有效地实施。按照"被动锻炼"的计划，小周一开始喂小猪、喂小鸡时，手脚不听使唤，身体东倒西歪，说话也不清楚，就连喂鸡时"咕咕咕咕"的叫声都走风漏气，看见公鸡打架斗殴想劝架，可是连个小树枝都拿不稳……我鼓励他坚持、坚持再坚持，通过久而久之的锻炼，逐渐地他的手脚活动已经不那么费劲了。

一天收到他的短信："我有幸被您这样一位好医生精心治疗，您亲切的关怀是我不幸中的万幸，就算我离开了这个世界，也会心存温暖、慰藉，会带着一颗感恩的心无怨无悔地走向天国。"看到这条短信，我非常高兴，不是因为对我的赞扬，而是我知道他的心情已经开始好转了，不良的情绪已经得到了释放。

不仅积极面对自己的病，他也开始关心别人。第二年的深秋，听说我有点咳嗽，小周便独自一个人上山，拾了一小篮子杏核并亲手砸开剥出杏仁给我带来。我知道，对于一个脑转移癌的患者来说，弯腰是很费劲的。他说："这是这几年治疗结果的'汇报'呀！是您治好了我身体的疾患，还治愈了我心灵的创伤。您给我治疗前，我口歪眼斜，行动不便；经过您的治疗，我现在不但面部恢复正常了，还能上山给您捡杏核砸杏仁了！这不是最好的'汇报'吗？"

最近小周又来"汇报"了——这次，他给我送来 10 个乌鸡蛋，那是他亲手养的鸡下的蛋。一个鸡蛋一颗心，只有我才能读懂他那"被动锻炼"中的苦与乐。虽然我不收患者的礼物，但此时拒绝的话语还真说不出口，这是他走了很远的路送来的，我怕拒绝会伤了他的心……这样的"汇报"他愿意做，我愿意听。

这些年来，清晨他"带领"鸡群呼唤着上山，挖野菜、割猪草、捉蝎子；忙里偷闲，还要回家照看母鸡下蛋、拾鸡蛋；晚上要注意奔跑回家的鸡群。春秋忙季，他帮助爹妈干农活，闲暇时看看电视、串门、下象棋，天南地北地神侃。充实的生活占满了他的每一天，他说忙得没有时间去想自己的病情。

小周定期随诊，坚持喝中药治疗，生活质量不断提高。他的康复之路还很长，我们还要一起和癌症抗争下去。

今天将这个故事告诉大家，是想让更多的患者重拾希望、重拾信心，共同感悟生命的力量、生活的美好。只有更多的患者获得康复，医生的价值才会变得更有意义。真心希望癌症患者都像小周一样坚强乐观，高质量地延续生命、感受生命的乐趣。

吴义云：

你若不弃 我便不离

编前按：

吴义云是胃癌患者，命运对她很残酷：长女未满月便夭折，随后她被查出癌症，4 年后癌症复发并转移，同时父亲因白血病去世。命运对她也很眷顾：丈夫对她不离不弃，顶着巨大压力始终支持她、鼓励她，让她有了跟命运和疾病抗争的勇气和力量；她经过两年艰难的试管之路，冒着生命危险，使得天使一样可爱的女儿奇奇来到了他们身边。"你若不离我便不弃"，现实生活中确实存在这样的温暖和坚贞，历经磨难后更加动人。

一张普通的照片，看起来并不年轻、并不美丽还有些瘦弱的母亲抱着一个两三岁的女孩，萌萌的宝贝、幸福感满溢的母亲。这个两三岁的女孩乳名叫奇奇，奇迹的奇，她的来临堪称奇迹，因为她的母亲是一个胃癌患者，一个切除了全胃、有十几年癌症史的患者。

吴义云 1979 年出生，韶华之年结婚，婚后不久便生了一个可爱的女儿。谁也没想到女儿出生不到一个月突然夭折，祸不单行的是她不久后在一次体检中查出了胃癌，接连的打击让家人苦不堪言，经济陷入困境，精神完全崩溃，命运一再折磨考验着她和她的家人。有亲友劝她爱人放弃她的治疗，甚至有人劝她爱人离婚，在这些人看来这将是一个无底洞。然而吴义云的爱人是一个有着担当的男人，执子之手与子偕老——这是他内心给妻子的承诺，也是他做人的信念。那一年是 2005 年，2 月份孩子夭折，3 月份她查出胃癌，5 月份结婚 1 周年后的第 3 天她接受了全胃切除手术。

吴义云的爱人顶着巨大压力四处筹钱、不离不弃地陪伴在吴义云身边，鼓励她战胜病魔，积极手术、化疗。因为爱人的不离不弃，吴义云有了跟命运抗争的勇气和力量。手术带来的病痛非常人能想象：腿痛得几乎走不了路；胃全切后开始的两三个月腰很难直起来，每天一点一点地进行恢复训练。一分钟，两分钟，开始的坚持都是以分钟为计时单位；一天一天，一月一月，日积月累，吴义云终于慢慢恢复了体力。为了减轻爱人一个人赚钱养家、给她治病的经济压力，她在手术后的第二年便开了一家便民店，用羸弱的身体和老公一起支撑着两人的小家。随着身体的慢慢恢复，她感觉到从未有过的力量，这个世界没有放弃她，她有什么理由离开呢？老公给予她的不仅是爱，更多的是一份信念，活着的信念。她只不过是得了一种叫作"癌症"的病，只是这个病顽固一些，需要有更多的耐心和毅力。

2008 年，她的肺部发现有阴影，后来证实肿瘤转移到了肺部。因为有了积极的乐观心态，当厄运再次来临时，她心生莲花，竟也坦然了。于是她住进了安庆市第一人民医院。不幸的是，她的父亲却在此时被查出了白血病，和她住在同一病区。为了不影响父亲的心情，不让父亲感受雪上加霜的痛苦，她请求医生将他们的病房隔得远远的。当时好多医护人员都为她们家遭遇的厄运深表同情，同时也感慨命运的残酷。最终她父亲还是离开了，终年不到六十岁。那一年是 2009 年，此时她已经患病 4 年了。漫漫抗癌路，在她最需要亲人的关心的时候，父亲却离世了，这让她伤心了很久。但她知道她的父亲也和她一样，从不曾屈服，她依然能感受到那份父爱的力量，他曾那么努力地想活下去，永不言弃，直到生命的最后一刻。

医生对她进行了化疗以及中医治疗，最终她的肺部肿块消失了，身体恢复得越来越好。吴义云开始参加各种社会活动，还参加了安庆市癌症协会的民间组织。这个协会的会员基本都是癌症患者，同时也是志愿者，是一群珍惜生命、热爱生命的抗癌战士，大家一起抱团取暖、互助互爱。吴义云在这个协会担任副秘书长，负责接待新会员入会工作，曾被评为抗癌勇士和优秀志愿者，同时她也是协会的文艺骨干，经常和大家一起参加公益演出。她将自己的抗癌心得分享给一些对生活失去了信心的病友，用微笑告诉每一个病友：癌症不可怕！

她笑纳人生的窘境，有了一个更大胆的想法——要一个属于自己的孩子。因为胃全切营养不能像正常人一样吸收，她的身体其实还是很虚弱的，甚至有时偶尔还会晕倒。当她想要怀孕生宝宝的想法医生知道后，曾告诫她这样做很危险。但是她依旧坚持，她想要给老公一个完整的家。尽管好几次试管没有成功，但她并没有放弃，经过两年艰难的试管之路，她最终还是冒着生命危险为了家庭、为了爱勇敢地怀上了宝宝，并在 2014 年 6 月剖宫产生下健康可爱的奇奇。奇奇的来临点亮了她的整个世界，她沉浸在无限的幸福中，这个世界不仅没有抛弃她，还格外眷顾她，送来了小天使奇奇。有了女儿，她深刻地体会到只要不放弃，生命总会绽放出独有的美丽。

因为爱，所以爱。这个世界，只要你不放弃，生命总能绽放出它独有的美丽，只是有时会让人等待的时间长一些。

李雅琴：

聚爱，生命亦精彩

编前按：

突然发现乳腺肿瘤让李雅琴迷茫、绝望，术前化疗出现抗药性需要靶向药物赫赛汀治疗，但高昂费用又让她压力骤增，此时亲人的支持给了她力量、给了她活下去的勇气，手术治疗顺利完成后，她加入了西安抗癌俱乐部（后更名为西安市癌症康复协会），后来又成长为抗癌俱乐部公园活动站的站长，2012年被评为全国抗癌明星。她希望通过努力可以帮到更多病友，让病友们能够和她一样深深地体会到美好与爱，体会到生命的精彩！

我叫李雅琴，今年57岁，现担任西安市癌症康复协会理事，我曾是一名乳腺癌患者，从2007年4月患病至今已有11年的癌龄，每当回想起我的抗癌经历，艰辛与幸福交替，历历在目，让我难以忘怀。

2007年3月的一天，我在洗澡时发现左侧乳房有异常，在家人的陪同下我怀着忐忑的心情到社区卫生所检查，大夫看了我的情况就建议我去大医院进行检查，于是我去了第四军医大学唐都医院，经过检查医生初步判定为乳腺肿瘤，但还是要做穿刺才能确诊。在穿刺后等待结果的一周里，家人为要不要告诉我实情而犹豫不决，担心承受不住。我是一名提前退休的纺织女工，退休后就在一家私营企业跑销售，虽然工作辛苦，但身体一直很健康，连感冒都很少。我很迷茫，但更多的是绝望——为什么？为什么是我？为什么是我患病？这十多年来，我和爱人辛苦地奋斗着，为的是供女儿上学，为家里买房，现在我们终于住进了楼房，女儿也有了正式的工作，好日子才刚刚开始，可我却没机会享受了……但医生建议我的家人告诉我实情，因为这样才能更好地配合治疗。

一周后，我被确诊为浸润性导管乳腺癌，于是住进了医院。在这里，我接触到了很多类似的病友，这时才发现原来癌症距离我们是如此之近。通过和病友们的交流，我对癌症的认识也不断更新，认识到癌症并不全是不治之症，悬着的心慢慢地放下了不少，在家人和亲友的关心与鼓励下，我满怀信心地开始了化疗。前两次化疗中使用了紫杉醇，第一程效果还不错，但到第二程化疗时产生了抗药性。在亲戚的帮助下又将穿刺的标本送到北京协和医院进行 FISH 检测，以便制订更有效、更适合我的治疗方案。医生建议我使用一种名为赫赛汀的靶向药物。赫赛汀是当时最强效的靶向治疗药物，但费用也令人叹为观止，我和爱人不过是普通工人，女儿工作还不满两年，而接受赫赛汀治疗一个周期就要花两万多元，我们实在无力承受。我只有两种选择：卖房子或放弃治疗。卖房子，家人住哪儿？卖掉的钱可能还不够负担一年的靶向治疗费用。家人是这么需要我，我又这么年轻，怎么能放弃治疗呢？我心中充满了矛盾，不知所措。在难以抉择之时，是亲人的支持给了我力量，给了我活下去的勇气。经济上的帮助、时间上的照护、精神上的鼓舞都在支撑我向前看。治疗很顺利，使用了两次赫赛汀后，我的肿瘤就得到了有效的控制，同年7月我接受了肿瘤切除手术。

在家人的精心照顾下，一个星期后我就出院了。之后我接受了放疗和靶向治疗。与绝大多数化疗患者相比，我觉得自己非常幸运，没有经历普通化疗相关的难以忍受的副作用，对靶向治疗几乎也没什么副作用。在家人的照料和医护人员的鼓励下，我顺利地完成了治疗。头发掉光了，女儿为我挑选了合适的假发；乳房被切除了，女儿陪我去配义乳。出门时穿戴整齐，没人能看得出我是个正在接受治疗的癌症患者，甚至连我的父母都瞒了过去，直到现在父母都不知道我的这些经历。因为一次治疗期间的意外，我又在肿瘤科小住了半年。医生、护士和病友都熟了，加之我天生的乐观性格，在住院期间我几乎成了这里的心理咨询志愿者，我用自己的经历、经验与大家分享，鼓励身边的病友们克服困难、战胜病魔。

在出院后我很快融入了新的集体——西安抗癌俱乐部（后更名为西安市癌症康复协会），这是西北地区的一个很大的抗癌公益组织。在这里，不仅可以进行后期的康复体疗，参与各项活动，丰富自己的生活，也可以接触到来自全国甚至全世界的抗癌信息。这让我感觉自己找到了一个温暖的家。在每月的例会上，我看到了很多抗癌5年、10年、20年甚至时间更长的抗癌前辈，听了她们的故事深受鼓舞。同时还了解了很多康复护理知识。群体抗癌感觉真好，我对活下去的信心更强了，更加珍惜自己的第二次生命。其中关老师和董老师两位前辈对我影响最大，她们耐心教我练习气功，督促我每天都坚持和病友们一起锻炼，身体力行地引导我帮助更多新病友。后来我荣幸地接过了她们的接力棒，担任起了抗癌俱乐部兴庆公园活动站的站长，给新病友们义务传授气功和健身体疗方法，督促大家积极参加锻炼，坚持正规治疗，定期检查，鼓励他们用正确的态度面对癌症，用自己的经历开导信心不强的病友，并代表俱乐部去参加各种抗癌组织的会议，学习抗癌经验，组织病友们开展健身活动，乐观地开始新生活……

自从得病，我就真正成为了一名退休工人，但来到俱乐部，闲不住的我又找到了工作的热情，看着越来越多的癌症患者加入组织，我的责任感也随之加强，虽然我的能力有限，但我一直坚信会将志愿者的工作做下去，尽最大的努力帮助更多的病友们，因为我曾接受"爱"，现在我要传递"爱"。2012年我还担任了预防乳腺癌的宣导志愿者，在协会的带领下走进社区、走进学校，进行健康与生命教育，同年我被中国抗癌协会评为全国抗癌明星，这赋予了我的生命新的意义。

虽然我只是一个很普通的下岗工人，但疾病让我对生活有了新的认识，未来的我还有很多时间，可以做很多事，期望我的努力可以帮到更多病友，让她们和我一样深深地体会到美好与爱，体会到生命的精彩！

袁正平：

精彩的第三人生

编前按：

他是中国抗癌协会康复会副主任委员，也是从死神手中挣脱的幸存者，37 年前他罹患淋巴瘤，收到了死亡请柬；29 年前，他在黄浦江畔点燃生命的火种，成立上海市癌症康复俱乐部，发出了"癌症不等于死亡"的呐喊，被人称为"癌司令"；25 年前，他创建了上海市癌症康复学校，综合运用人文关怀、健康教育，以及营养、运动、心理等药物以外的多元治疗手段开展康复教育，不断提高会员的生活质量和生命质量。他和上海市癌症康复俱乐部内一群不甘沉沦的患者，在"一无所求求生存，与世无争争口气"的诉求中，追求有尊严的幸福，开创了群体抗癌的"上海模式"。他就是袁正平。

1981 年新春，31 岁的袁正平新婚第 7 天发高烧被送进了医院，经病理检查确诊为淋巴瘤Ⅳ期，已经浸润髋关节。刚刚而立之年，风华正茂，新婚燕尔，却收到了死神的黑色请柬。医生对家属说也许活不过 1 年。最初，医生和他父母都不敢把这个可怕的消息告诉他，只说是一般炎症，妻子也把悲痛深埋心底强颜欢笑。可是病情在急剧恶化，当一餐吃不下2个馄饨时，他意识到情况不妙，于是偷偷溜进医生办公室看了病历，才知道原来自己患的是淋巴瘤。医生办公桌上放着一本肿瘤学的专业书，他赶紧翻到有关章节，只见白纸黑字写着"霍奇金病第4期，2年存活率20％"。看着这残酷的判决，他顿时眼冒金星、天旋地转，也不知是怎样走回病房的。他用被子蒙住头，躺在病床上哭了一下午。他悲愤地撕掉了一本日历——1年，不就是365张薄薄的纸吗？他想起了比他小7岁的妻子，她在新婚喜悦之中如何承受得了这个致命的打击？他想到了年迈的双亲，他们正该安度晚年，却要承受失子之痛。正当他彷徨绝望之际，一个同事的探望让他发生了根本的转变。那是一个春寒料峭的下午，单位工会主席来医院探望他，这是位只有一条腿的残疾人。袁正平看到他满头大汗、拄着拐杖挪到6楼自己病床边，内心被这样一个艰难却更顽强的身影猛烈地触动了：我为什么不能像他那样战胜疾病？他突然领悟到了置之死地而后生的涵义，一个人只有真正认识了死，才能好好地生。他想如果自己死了，就种一棵树，用自己的骨灰做肥料，让那绿色作为自己生命的延续。想通了这一点，他心里萌生了要活下去的强烈愿望，并坚定了不会死的信念。为了战胜疾病、为了活着，袁正平"自己换了一种活法"。他每天坚持锻炼身体，从一开始站立5分钟就会双腿颤抖到连续坚持锻炼4小时。5年后，他奇迹般地重返工作岗位。

为了让更多的癌症患者走出死亡的阴影、战胜癌症、重建健康科学的生活方式，曾经命悬一线、徘徊于死亡之门的他，于1989年凝聚和带领一批志同道合的癌症患者在一条弄堂送牛奶的小棚里创建了上海市癌症康复俱乐部，这是全国首家癌症患者的康复俱乐部，他喊出了"癌症不等于死亡"的口号，并以"一切为了癌症患者的康复，为了癌症患者康复的一切"的整体定位，树起了科学抗癌的旗帜。1989年11月7日，袁正平执笔撰写了长篇通讯《上海有家癌症患者的俱乐部》发表在《解放日报》上，以后又连续在《解放日报》上刊登俱乐部的一系列活动的报道，把这个鲜为人知的癌症患者自救互助组织推上了社会大舞台。为了扩大俱乐部的影响，在当时俱乐部资金来源极度匮乏的情况下，他仍然决定将俱乐部第一次得到的3000元义演捐款全部用于社会。他组织大家到各医院的肿瘤病房散发著名作家柯岩所著的报告文学《癌症≠死亡》；到医院儿科病房向白血病小患者送上食品和玩具；为方便外地来沪治疗的癌症病友向保健旅社赠送一辆康复车；到少教所与误入歧途的失足少年进行沟通并送上书籍……这一切为俱乐部树立了优秀的社会形象。同时，俱乐部组织的每周一次咨询接待、每月一次专题讲座、抗癌明星评选、康复旅游及新春联欢也吸引了广大癌症患者。

近三十年来，袁正平用自己的全部精力和心血努力寻求和探索癌症患者医疗期后的康复之路，创造了群体抗癌超越生命的上海模式。这个互助自救的民间组织，在党和政府以及社会各界的关爱支持下成长，在他的组织领导下目前已发展成为有16 000多名会员、1000多名注册志愿者、182个活动块站组成的融入社区、依托社区、服务社区的三级网格化管理网络。同时还成立了13个按病种建立的病种康复指导中心，在6个市三甲医院建立了癌症患者资源中心，组建了展望生命艺术团和16个兴趣活动小组。作为一个特殊群体，袁正平坚持俱乐部以康复了的癌症患者无偿地服务于会员和社会患者的志愿服务形式；坚持以各项人性化的措施让新生癌症患者及时得到癌症康复知识的指导和帮扶；坚持倡导和推行至真至爱的人文关怀使复发转移的危重患者得到真情挚爱。这些活动得到了社会的认同并获得了诸多殊荣：5A级社会组织，上海市志愿服务先进集体，上海市先进社会组织，上海市"慈善之星"特别奖，连续十一届被评为"上海市文明单位"。他策划组织的项目也多次获奖，"癌症患者互助康复志愿服务项目"获民政部优秀志愿服务项目一等奖，"癌症患者互助服务项目"为市志愿服务品牌项目，"爱心康复营"是市慈善基金会品牌项目。"癌症患者互助康复志愿服务项目""跨越国界的爱"分获首届和第二届中国慈善公益项目大赛创意类铜奖。

1993 年他率病友开始创建上海市癌症康复学校。他手中既无办学经费，又无办学场地，更无现成教材，要办学校谈何容易，但他毫不气馁。后来在上海市慈善基金会的帮助下，由当时的烟草公司资助了一个办学场地，可当大家到现场一看都傻了眼：7 幢多年失修的小楼躺在杂草丛中，周围一片荒芜，进出是泥泞的小道……可是这样一个地方也是来之不易啊！于是，他二话不说，带头干了起来：清理房内的垃圾，清除杂草，拉来废旧砖料铺路，四处找单位拉赞助，到建材市场淘便宜但实惠的装修材料……几个月后，一个教室窗明几净、校园道路通畅、练功房、厨房、煎药室整洁宽敞的癌症康复教育基地落成了。没有教材就自己编写，康复学校先后开设了想象疗法、体能锻炼、饮食疗法、音舞疗法、愉快疗法、移境疗法、生命意义疗法等课程，引进了鼓圈音乐和戏剧疗愈疗法，提高了患者认知癌症的水平，挖掘了生命潜能，改变了患者角色，使之获得身、心、智全面康复。

每逢学校开班，袁正平都会跟学员一起同住在学校，亲自为学员上课。作为全国首创的由癌症患者自我管理的健康教育与促进教学机构，康复学校以特殊的办学形式和教育方法对结束手术和放疗、化疗的癌症患者进行癌症康复知识的传授和教育。他与相关企业和大专院校合作，运用药物以外治疗的多元手段，作为医院常规治疗后的补充和完善，启迪会员从自在的求生存到自为的确立防复发、防转移的双防理念。24 年来累计举办康复营 106 期、无喉复声班 28 期、爱心夏令营 236 期、各类培训班 103 期，三万多人次参加了学习，十多万人次参加兴趣小组，累计受益人群超过 20 万。据统计，学员的 5 年生存率达到 76% 以上。康复学校得到了学员的赞扬和社会的肯定，被誉为是"一座重塑生命希望的家园，浇灌人性之美的绿洲"。被列为世界卫生组织健康教育实践基地，袁正平的辛勤付出，换来了社会和专家的高度赞扬，他们说：这是办了医院想做而没来得及做的事情。

2003 年北京取得了 2008 年夏季奥运会的主办权，袁正平立即进行了相关组织策划。在康复学校"我的希望"课堂上，他向学员提出"健康活五年，相约北京奥运会"的希望，在上海组织了有 2000 多名会员报名参加的相约北京奥运大会，正式启动相约北京奥运项目，老领导陈铁迪亲手将奥运火炬传递到他的手上。同时，为了让会员圆 5 年的奥运梦，他又要求每位参加者每天存下 2 元钱，5 年后积攒 3750 元去北京。奥运倒计时 50 天，他又策划举行了"生命的奥运"喜迎北京奥运体育大会，长三角地区 12 个城市的 4000 余名癌症患者相聚在上海闵行体育馆，1111 名癌症患者表演的大型团体操震惊全场，创了世界基尼斯之最——最多癌症患者表演的团体操，展示了生命不息的风采。为了实现癌症患者为奥运助威的庄严承诺，为了让 5 年守望和拼搏的会员能够实现去北京助威的梦想，他多次奔波于上海和北京之间，联系交通、门票和住宿，他奔走于有关部门，呼唤于社会，他的真诚和执著终于取得了成功，由癌症患者组成的"奥运助威团"在党和政府、社会各界的关爱下顺利启程。在北京的那段日子里，他更是废寝忘食地工作、接待记者的采访、组织与美国癌症游泳运动员的见面，一系列的活动让癌症患者迸发出强烈的热爱祖国、尊重生命的豪情，在中国的奥运史上写下了浓墨重彩的一笔。

由于受奥运门票的限制，最后只能有 200 会员成为"奥运助威团"成员。有位会员叫邱海娣，是晚期肺癌患者，已经和癌症抗争了 9 年，2003 年俱乐部启动"健康活 5 年，相约北京奥运"活动时，她也报了名，领了个储蓄罐，每天存 2 元钱，满怀希望准备到时候上北京看奥运。然而奥运会开幕在即，她却走到了生命的尽头，因为癌症复发医院已经下了几次病危通知，她让丈夫推着轮椅来到俱乐部，找到袁正平，执意要和大家同行。邱海娣说："是相约北京奥运会的希望让我支撑到今天，我知道属于我的日子不多了，我不想放弃。"袁正平无法拒绝她这一人生最后的愿望，毅然决定带她同行。在志愿者的精心呵护下，命悬一线的邱海娣坐着轮椅上吸着氧气由丈夫推着上了火车。因为胸腔严重积水，她无法躺下睡觉，整晚坐着大口地喘气。一到北京，袁正平立即联系医生为她制订了特别的护理方案。也许是因为有顽强的精神支撑，奇迹发生了：在天安门广场，邱海娣竟从轮椅上站了起来，唱着《北京的金山上》，弯下腰做了个"巴扎嗨"的舞蹈动作；在"鸟巢"，她居然和几万名观众一起欢呼着舞动双手搭起了人浪；当志愿者抬着她登上长城，她居然能够拔掉氧气管和大家一起拍集体照。北京奥运会归来后，她又活了 11 个月，最终毫无遗憾地离开人间。

戴蓉毕业于中央戏剧学院，是上海话剧中心的导演，也是康复学校第 84 期的学员、一位晚期肺癌骨转移患者，因无法手术、化疗失败，只能接受"易瑞沙"靶向药治疗。刚来学校时，她常躲在角落里把自己封闭起来。为了让戴蓉好好活着，袁正平为她量身定制了"工作疗法"，设定 5 年工作目标——每年帮助她完成一件作品。第 1 年让她自导自演拍摄了电视片《夏梦》；第 2 年让她拍摄了微电视《还钱》，在上海电视台播出；第 3 年让她导演了俱乐部成立纪念的报告演出；第 4 年，为她创建了戏剧疗愈工作室；第 5 年让她编剧导演了大型话剧《哎哟，不怕》。这部由癌症患者自编自导自演的话剧在上海公演了 19 场，"世界肺癌日"阿斯利康中国请剧组赴京做专场演出。如果说"易瑞沙"靶向治疗为戴蓉打开了躯体康复之门，这 5 年的"工作疗法"则为她打开了心理康复之门和艺术追求之门，袁正平认为这"三重门"全部开启才是真正意义上的"整体康复"。"工作疗法"初见成效，康复 5 年后的戴蓉也在奉献中找到了人生新的目标，她正在抓紧完成中美两国合作的"戏剧治疗师"的相关课程，还酝酿开设"戏愈"公益小剧场，组建癌症康复者的"戏愈社"，为更多新生癌症患者传递精神的力量。

话剧《哎哟，不怕》是我国首部由癌症患者自编自导自演的疗愈戏剧，袁正平特意安排了 8 位会员参加演出，让他们"一边在演戏，一边在疗愈"。在彼此疗愈的过程中让癌症患者走出伤痛、传递人间的真情，这也是对生命的尊重！

　　癌症患者无疑是一群离死亡最近的人，他们与癌症斗争的顽强和不屈体现了生命的尊严和力量，那么应该如何让他们有尊严地离开这个世界？这是袁正平一直在思考的问题。为了寻找答案，从 2005 年起他选择和福寿园进行合作探索。2006 年福寿园里建起了一片"希爱林生命教育园"，总面积近 2000 平方米，园区内呈同心圆状排列着生态环保型的花坛葬区。"花坛葬"是一种全新的节地、生态葬式，一个占地 14 平方米的扇形花坛就可落葬 255 人。该葬式采取葬入花丛的形式，使用可降解的骨灰容器，容器降解之后骨灰融入泥土中，和天地融为一体，让生命转变成另外的一种形式，安心地长眠于绿茵葱葱、鸟语花香的环境之中。袁正平认为福寿园辟地造林、接纳弱势群体的癌症患者，无疑是一种功德之举。他说："一个人得了癌症往往会拖垮整个家庭，我们俱乐部许多癌症患者离世时，家庭在经济上都已经竭尽全力了。而现在福寿园不仅专门为我们开设了'花坛葬'，而且每人仅收费 800 元钱，这是一件造福于会员的好事。"然而这件好事却在一开始碰了壁。由于旧习俗和旧观念的影响，许多人认为到陵园这种地方参加活动是"触霉头"（上海话，倒霉的意思）。也有很多家属认为，只花 800 元参加这种集体葬礼对死者来说太过"随意和简单"。一时间，这件移风易俗的好事陷入了僵局。

　　转机出现在 2009 年，那年的 4 月 1 日，一位叫倪俊的普通音乐老师因胃癌走完了他 45 年的人生。他单身未婚，生病之后又失去了工作，除了对口琴的痴迷和热爱，他短暂的一生几乎没有一点轰轰烈烈的回忆，临终前他全权委托癌症康复俱乐部来操办他的后事。他说："我要走了，到时你们都能来送送我吗？"袁正平组织俱乐部的近千名会员前往福寿园参加倪俊的葬礼。葬礼上，倪俊生前教过的 10 多位病友一起拿出口琴，轻轻地吹响了《友谊天长地久》。简短的葬礼庄重、肃穆，却也充满诗意和温暖。以后每年清明时节，袁正平都会组织俱乐部千名会员为离世的会员送行，这无疑也是一场深刻的生命教育。"希爱林"里有一尊取名为"生命"的雕塑，上面刻着冰心老人的一段哲理名言："爱在右，同情在左，走在生命路的两旁，随时撒种，随时开花，将这一径长途，点缀得香花弥漫。使穿梭拂叶的行人，踏着荆棘，不觉得痛苦，有泪可落，也不是悲凉。" 让生命溶于绿色，把土地留给后代，在袁正平的创意下，上海市癌症康复俱乐部成为推动现代殡葬改革的实践者。

在为俱乐部会员讲课时，袁正平曾经这样说过：如果把人的青壮年看作是"第一人生"，那么人的老年是"第二人生"，"第二人生"可以弥补完善"第一人生"的遗憾和不足。而一个人遭受重大磨难，生命受到威胁后开始的人生是"第三人生"。"第三人生"应该更加潇洒超脱，更应该让生命质量有一个质的飞跃。所有的演出终将谢幕，所有的生命个体也终将消逝，袁正平以他的睿智直面坎坷，穿越痛苦，因为他"不想当一支短短的蜡烛，而要成为一支燃得十分光明灿烂的火炬"。袁正平开启的是更精彩的"第三人生"。

李万桢：

27 年抗癌路

编前按：

这是一个乳腺癌患者，身为母亲、女儿和妻子，她在抗癌路上有很多深刻的感触，在发现患癌后她想得更多的是家人，为了家人她积极治疗，经受了很多痛苦，但心中的希望一直支撑着她走过了 27 年抗癌路。她把自己的生活安排得井井有条，并志愿为癌友服务，还根据自己的经历总结了抗癌"五项原则"，毫无保留地分享给大家，希望癌友们也能跟她一样走过生命的低谷、涅槃重生！

1992 年初冬，我月经期有些不正常，但检查显示妇科各项指标都正常，我无意中跟医生说起两侧乳房形态有些不一样，于是医生建议我进一步检查。开始是一位女医生给我做 B 超，她做得很认真，后来又请出一位男医生，他们小声商量后得出的结论是：我左侧乳房有两个肿物。那时我是个医盲，只知道情况可能不太好，于是怀着忐忑不安的心情回到单位卫生所后，医生又给我做了检查说："可能是不太好，回家商量商量做手术吧。"

　　我不知道怎样走回的家、怎样进的家门，当时我刚42岁，经历了"文化大革命"、上山下乡、返城、成家、生子，生活好不容易刚刚稳定下来，这个检查结果让我不敢相信，也难以接受，难道自己真是得了癌症吗？中午丈夫带着女儿回家吃午饭，我恍恍惚惚，丈夫问我发生了什么事情，我如实相告，跟丈夫反复商讨后，我一夜未眠，早晨就去了肿瘤医院，当医生明确说出"乳腺癌"三个字时，犹如晴天霹雳，我整个人都懵了，万念俱灰。当时整个社会对癌症的宣传、认识不够，很多人觉得得了癌症就是被判了死刑，我也有这样的想法。回到家，看看正在上小学5年级的活泼可爱的小女儿，再看看年近古稀的老母亲，我泪眼蒙眬，本来是一个幸福美满的家庭，但是因为癌症，这一切可能都要失去。想到这里，我偷偷地把眼泪拭干，马上联系住院。在等待住院那几天里，我把家里的衣服、床单、窗帘全部清洗了一遍，一切都收拾得整整齐齐，干干净净；然后我把自己的衣服打包，把孩子和丈夫的四季衣服分别放好，把其他需要交代的事情跟丈夫交代好。心想这可能是最后一次了，以后我就不能再照顾你们了……

　　1992年12月3日，这是让我终身难忘的日子。下午我要去住院，所以趁着上午有时间，想给自己的女儿买双棉鞋。初冬时分的北京，寒风如同刀子般刮在脸上生疼，但是更疼的是我的心，如同刀绞一般难受，心中的思绪也和耳边的寒风一样低沉。我在商场看了一双又一双鞋，总是希望能厚一点，再厚一点，号码能大一点，因为这可能是自己最后一次给女儿买棉鞋了，希望女儿能穿得舒服一点，保暖一点，穿得时间长一点。

买完棉鞋，还去了理发店，请理发师把自己的头发烫了一下，即使是面对死神，我也希望自己能够漂漂亮亮的。我穿上了自己平时最喜欢的——高跟牛皮冬靴、灰色毛花呢裤子、绿色呢子大衣（是在友谊商店买的呢子料，去红霞制衣店定做的，服装店买不到）。平时我很少穿，但是今天不一样了，我穿戴整齐，站在门口环视了一下我经营了十几年的小家，心情复杂……我一步三回头地走出了家门，下午2点来到北京肿瘤医院办理了住院手续。

住院之后，我看到不少病友手术很顺利，便和同病房的病友们交流，逐渐知道得了"癌症不等于死亡"，还是有希望的。于是我开始有了信心，希望自己能够战胜病魔，毕竟自己才刚刚42岁。

12月17日早上六点，我被推进了手术室，手术一直持续到了下午2点，做了乳房和卵巢切除，大腿上的一个良性的瘤子也切掉了，从胸部到大腿都被纱布裹了起来。我醒来的时候感觉仿佛时间过去了一个世纪那样漫长，自己似乎是从很遥远的地方飘了回来一样。回到病房我就昏昏沉沉地睡过去了，等到了晚上，才又醒了过来。我努力地看着病房周围的一切：熟睡的病友，白色的墙壁，地灯发出微弱的光，丈夫就在我的床边。噢！原来我没有死，我还活着！

在外科住了29天后，我被转到化疗科病房进行化疗。在化疗期间我接触到了很多癌症病友。与病友的接触对我的启发非常大，我才知道经过规范治疗之后还会有生命延续的可能。我问医生我能活多长时间，没有医生告诉我，但一个熟悉的护士悄悄告诉我是乳腺癌中期，一般情况下还能活5年。

听到这个消息之后，我非常高兴，感谢上帝给我5年的时间，太好了！我还没有尽到我应尽的责任，一定要活好这 5 年，照顾好自己的老母亲和女儿，尽可能把全部的母爱都倾注在女儿身上，并且教会她如何照顾好自己，如何自强自立。

于是我在医生的指导下，做了很规范的化疗和放疗，承受了很多痛苦，我清楚地记得有一次我一夜吐了 13 次，吐的都是绿水；放疗时前胸都是像烫伤一样的黄色水泡。我断断续续住了 13 个月的医院，经过漫长的治疗后，心中有了希望，有亲人的照顾，我感觉自己也获得了新的生命。我在出院后两年里坚持规律复查，康复情况还算乐观，没有出现转移、复发的情况。1995 年 1 月初的时候，我到医院例行复查，其中 B 超结果显示好像情况不是很好，于是医生就摸了摸我的腋下说有肿块，我的脑袋"嗡"地一下，难道是复发、转移了？当天下午回到家，我做好晚饭，看看辛苦一天的丈夫，再看看刚上了初中的女儿，我欲言又止，不忍心告诉他们这个不好的消息。这一夜我没有合眼，第二天早上，我去了天坛公园，到处询问病友要是出现转移、复发应该怎么办？病友不断地安慰我，并且介绍了一些经验，包括怎么样配合医生等。两天后，我早早地就来到了医院，医生看过病案之后，重新检查了我的腋下，说：你恢复得不错，没有什么问题。原来是前面那位医生摸的经验不足，他摸到的"肿块"其实是手术后的刀痕，是虚惊一场。我每年都严格遵医嘱定期检查，从未间断过，至今已经 27 年。虽然中间也有一些波折，还有几次被怀疑复发、转移，但做进一步检查后都确定没有问题。

回首我 27 年的抗癌路，有很多经验想同病友们分享。但是总结起来，在我康复的过程中，有"五项基本原则"我始终在坚持，从未放松过，那就是乐观的心态、平衡膳食、适当锻炼、合理用药、定期复查。

1. 乐观的心态

无论是在我住院的时候，还是此后二十多年来所接触的病友，我发现凡是术后恢复比较好的病友都有一个共同的特点，那就是拥有乐观的心态。整天唉声叹气，思想负担重的病友的预后都比较差，有的还早早离去了。

在刚刚开始恢复的日子里，我也时常有各种担心。后来，我遇到一个老阿姨，和我一样也是乳腺癌，但是她的心态特别好，每天坚持锻炼、做家务、出去旅游，劳逸结合，把生活安排得井井有条，丰富多彩，当时她的病史已有十多年了，一直没有复发。这个老阿姨成了我学习的榜样，我从她身上知道癌症患者也可以有很正常、很丰富的生活。我有了活下去的信心，既然别人能活，我也能坚强地活下去，我还要好好地抚养女儿、赡养母亲。抱着这样的信念，我鼓励自己不仅要活下去，还一定要活好，活得有价值。

从此，我每天 6 点多到天坛公园坚持和病友们一起锻炼身体，10 点多结束锻炼，回家的路上买菜，到家后休息一会儿，吃中药，做午饭，承担了所有的家务，把生活安排得井井有条。

就这样，女儿渐渐长大成人了，我也有了更多的时间为病友服务，我经常接到全国各地的电话，家里的电话也渐渐成了服务热线。同大家一起康复是我的愿望，在鼓励和帮助其他姐妹的过程中，我也得到了很大快乐。有一次，我接到了一个来自内蒙古锡林郭勒盟的电话，电话里的病友告诉我她得了乳腺癌，觉得生活没有盼头了，想要自杀。我马上跟她进行了电话交流，让她暂时放弃了这个念头，此后的三个多月里，我们多次通话，最后她专程来到北京和我见面进行了几个小时的长谈，最后她终于彻底放弃了自杀的念头，重新燃起了对生活的希望。如今 8 年过去了，她仍然健康快乐地活着，还有了一份不错的工作。有无数次本市癌友在电话里谈得不尽兴，我们就约到公园长谈；也有国外癌友的电话，记得有位美国癌友电话总是在晚间，每次都长达一个多小时。"赠人玫瑰，手有余香"，这些年来，癌友们对我越来越多地认可，我也认识到了自己生命的价值和能量，因此我更加珍惜生命，让生命的每一天都充满阳光和快乐，并且把这些温暖、快乐与病友同享。

2. 平衡膳食

1995 年，我曾经面临严重的经济问题，我单位效益不好，我又办理了病退，每个月才 300 多元退休金，丈夫每个月收入也只有七八百元钱。于是，我开始精打细算，在有限的经济条件下，尽可能地让一家人过得好一点。

价格高昂的营养保健品让我望而却步，只能通过饮食补充营养。我向老病友请教怎么样通过食物来补充营养、调理膳食结构。经验丰富的老病友们告诉我：要多吃新鲜蔬菜、新鲜水果，多吃富含维生素的食品，具体来说多吃蘑菇、苷蓝科的蔬菜，多吃应季的，尽量不吃反季节的，脂肪类食品不要吃太多等。有的时候我们还会按季节和病友一起到郊区去挖野菜。总之，均衡而又营养的膳食就是最好的营养品，并不一定非要吃保健品。

3. 适当锻炼

早在住院期间，我就听病友说，在天坛公园有北京癌症康复会的一个活动中心，大家一起锻炼、一起活动、共同抗癌。我家离天坛公园很近，于是就加入到了这个团体中。我们除了锻炼身体，还尽可能多地安排一些有益身心健康的活动。有一次，我看到一篇文章，美国有一种音乐疗法效果不错，我们几个人就在天坛公园的树林里唱起了20世纪50年代的老歌，唱后大家心情很好，仿佛又回到年轻时。后来我们成立了合唱队，慢慢地这支合唱队由几人发展到20多人，每周六坚持活动，到现在已有10年之久，还参加过多次演出，在康复会小有名气。

随着病友中乳腺癌患者的增多，很多病友做完腋下淋巴结清扫手术后，淋巴回流受阻，手臂会肿胀，导致活动受限，于是我们请来了体操教练，为病友们编排了一套乳腺操，通过这套乳腺操的锻炼，病友们的水肿减轻了，上肢活动方便了很多。

现在我们天坛活动中心有近400名会员，7位主要负责人，15位组长，大家各有分工，配合得很好，都是优秀的志愿者。每周一的活动常年坚持，大家在一起有跳广场舞的，有练五行通络操的，有打扑克的，还有一个编织组，大家根据自己的身体情况和兴趣选择适合的运动，不仅锻炼了身体，还愉悦了心情，有利于病情恢复。

4. 合理用药

我们肿瘤患者出院后有一个漫长的康复期，在康复路上我们会遇到很多问题，大家在互相交流的同时，也需要医生的正确指导。康复会每年都要请三甲医院的临床医生给我们讲康复的知识。在康复过程中如何用中药调理身体也是病友们非常关心的一个问题，我们也请了专业的中医科医生为我们指导如何合理用药、怎么用、用多久，根据每位患者的自身情况进行不同处理。但总体来说，不要长时间大剂量使用中药，毕竟"是药三分毒"。在感觉身体比较虚弱的时候，可以在一段时间内采用中药调理；一旦身体调理得差不多了，不妨停了中药，通过日常的均衡饮食、适当锻炼以及良好心态来激发自身的免疫力，这是最安全、最有效的抗癌、防癌方式。

5. 定期复查

定期复查非常重要。每位患者的情况各不相同，一定要在专科医院专业医生的指导下，定期进行复查。尤其不能自作主张，觉得自己已经完全康复了就不愿和医院"沾边"，不再做复查；或者因为怕麻烦等原因，自己中断复查或随意复查。由于放弃复查和种种不规范的复查导致病情延误的例子比比皆是。对我自己而言，21 年来每年的复查我都严格遵守医嘱，从未间断过。

复查中有一些指标的波动属于正常现象，千万不要过于紧张。2012 年 12 月 19 日的复查过程中查出 CEA 指标 9.84，高出正常水平近一倍。这期间我又得了感冒，发烧、咳嗽，近一个月才好。但是由于我有信念的支撑，加上多年的就医经验，我心里很平静。感冒好了之后，再去做检查，CEA 指标在正常范围内了。人的身体其实有一个自身免疫的调节过程，有些指标上下波动也属正常。我们要重视检查结果，但也不能因为检查结果的一些小波动就精神紧张，这样反而对康复不利。

在这么多年做志愿者的过程中，我结识了很多病友，有些病友还成了我非常要好的朋友，我们相互帮助、相互激励，共同抗癌，同时也获得了快乐。家庭对我的支持是我前行的动力，我的女儿也和我一

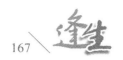

起成长，我患病时她还是一个小学生，到现在已长大成人，成家立业，先生与我相互扶持，相濡以沫。我觉得我的生命很有意义的，活着比什么都好！

回首这风风雨雨的 27 年，我的感悟是：人不能没有希望，任何时候都要有希望；人不能没有爱，对家庭的爱，给予别人的爱，这是很幸福的；爱和希望能让生命延续，在生命延续的过程中，生命的意义也得到了升华。我衷心地祝愿每一位病友都能走过人生的低谷、涅槃重生，在抗癌路上走得更远、更好！

段永康：

良好心态是抗癌之本

编前按：

66 岁的段永康是肺癌患者，患癌后他迅速调整好心态，积极乐观地治疗、康复，并学习了葫芦丝演奏、以期尽快恢复肺功能和肺活量，他考取了葫芦丝 10 级证书，并义务培训康复会艺术团的病友和其他艺术团的朋友和记者。他总结了自己治疗、康复过程中的经验和心得，为医院的住院患者和家属进行心理辅导和康复经验分享，加入志愿者队伍帮助癌症患者，并作为网络视频公开见面课主讲专家，从患者角度讲述癌症治疗和康复期间的内心感悟与需求，道出了患者的心声。

"右肺上叶 4.5cm×4.5cm×4cm 肿块，边缘毛糙（多考虑肺癌），右肺中叶有病灶，转移不能除外。" 2004 年 8 月 17 日中午，当从 CT 室医生手中接过检查报告书看到这白纸黑字的检查结果时，我不敢相信自己的眼睛，一屁股坐在了条椅上，心里不停地念叨着："完了，这回死定了……" 1 个多小时后，我拖着沉重的脚步离开了解放军昆明总医院。

那年我 52 岁，报社刚把一个新版面、新栏目交给我负责。万事开头难，这又是在云南众多的媒体中第一家推出的专题、专版，紧张繁忙的工作使我拖了 4 个多月才去医院对体检中发现的"肺部阴影"做进一步检查。面对突然到来的"死亡判决书"，多年的记者生涯让我深知肺癌的后果，更何况肿块已这么大了。慢慢地，我从恐惧、焦虑、绝望中冷静下来：我不能死，我还有很多要做的事未实现，家人更是难以割舍。我调整心态，从消极和被动变为主动去诊治，并很快住进了昆明医科大学第三附属医院 / 云南省肿瘤医院胸外科。

四个多小时的手术非常顺利。晚上我的主刀医生李高峰主任来到病房，笑着告诉我：右肺上叶全部切除；右肺中叶没有病灶，因此完整保留；清扫 8 个淋巴结均为阴性，未见转移。尽管术后疼痛难忍，我还是欣慰地笑了，一块悬在心口的石头落地了。第二天见到李主任我就问他："我还有救吗？我还有多少时间？"他坚定地说："肯定有救，还有多少时间这就要看你的心态和配合了，你的命在你不在医！"这句颇有哲理的话我牢记心中，并成为我整个治疗、康复过程中的座右铭。2004 年我经历了 5 次住院 4 次化疗，在最艰难的时刻有家人、亲朋好友和单位同事陪在我身边，安慰我、鼓励我、用成功病例激励我，传递满满的正能量。270 多位好友的看望使我感受到了人间真情，是大爱使我绝处逢生。

为了恢复肺功能、增加肺活量，经医生同意后我把医生推荐的吹气球改为吹葫芦丝。化疗期间我把葫芦丝带进病房，一边输液一边学吹葫芦丝。后来，痛苦、压抑、寂寞难耐的病房里响起了《月光下的凤尾竹》

的优美旋律，不少病友为之感动、鼓舞，纷纷来到我的病房一睹为快。就连在医院卖了十多年报纸的老先生都伸出大拇指说，十多年了从没见过我这么乐观的患者。我的乐观心态深深感染了住院的病友和家属，使他们慢慢走出了心里的阴霾。我参加中央音乐学院葫芦丝考级并获得了 10 级证书。14 年来，我先后义务培训了康复会绿洲合唱团和绿洲艺术团的会员病友、云南知青艺术团的朋友和报社的记者及小朋友达 180 多人，他们中年龄最大的 73 岁，最小的只有 9 岁。现在我又参加了萨克斯培训和学习，以良好的肺功能和肺活量迎接新的挑战。

随着时间的推移，我的康复情况十分理想，我开始探索、研究、总结我的抗癌和康复经验，希望能够帮助更多像我一样的癌症患者。其实癌症患者在治疗和康复过程中有个共同的心理需求——良好的、乐观向上的心态。

从 2009 年开始，昆明医科大学第三附属医院 / 云南省肿瘤医院曾多次邀请我对住院患者和家属进行心理辅导和康复经验分享。范围从胸外科扩展到 7 个科室的患者和部分医护人员，每次分享效果都很好，有的患者还要求留下我的手机号码。最难忘的是有一天中午我正在吃午饭，突然收到一条短信，她说是听了我的报告后才有勇气活下来，但是现在她手术后做了两个化疗回到家，老公就不理她了，还骂她把全家人都坑了，甚至诅咒她想死就去死了算了。她问我应该怎么办。我立即丢下饭碗拨通她的电话，得知她是云南大理白族自治州宾川县的，家住洱海边。经过近一个小时的通话，我从多方面、多角度、开导安慰她：癌症都没有把我们的生命拿走，你怎么能自杀呢？你死了两个孩子怎么办……她在电话里放声大哭，我说只要哭出来就好了，同时我告知如她有困难可以找地方政府和民政部门解决。从此以后，我就走进了志愿者的服务队伍。近十年来，在省、市新闻媒体同仁们和身边亲朋好友及其家人的协助下先后义务帮助初患癌症者达 120 多人。

2016 年，昆明医科大学特聘我为《健康生活 预防癌症》全国网络视频公开见面课主讲专家。我从患者角度讲述癌症治疗和康复期间的内心感悟与需求，为全国 33 所医科大学和院校即将奔赴临床一线的年轻医生提供了书本上没有课堂上也听不到的患者的真实心声。

我今年步入了人生第 66 个春夏秋冬，14 年抗癌历程，我经受了化疗让人难以忍受的痛苦，尝尽了 3 年反复期的酸甜苦辣咸，度过了峰回路转 5 年的相对稳定期，最终跨进了阳光明媚充满希望的康复期。在这一过程经历和感悟了人生的 3 个转变：从思想、心理上由开始恐惧与焦虑到后来乐观与自信的转变；从被动与绝望到虽高度重视但临危不乱、厘清思路、争取主动的转变；变得更加珍惜生命、热爱生活、努力提升生存质量。明白了癌症不可怕，精神不能垮，而且要坚定"绝症≠绝望""癌症≠死亡"的信念。

在治疗、康复过程中还要彻底改变一切不良生活习惯，遵循自然规律，早睡早起，适量运动；饮食清淡，定时定量；合理进补，营养跟上；新鲜蔬果，菌菇多样；科学进餐，粗细得当；吃得简单，有益健康；戒烟戒酒。要面对现实，笑对人生；乐观向上，兴趣广泛；培养爱好，吹拉弹唱，琴棋书画，打球照相；懂得感恩，行善积德；帮助病友，回报社会；践行群体抗癌，抱团取暖，共同康复。真正实现康复一人，幸福一家，和谐一生。另外，"清心寡欲"，远离喧嚣的闹市，避开嘈杂的人群，找个青山碧水之地静心养病，对疾病康复尤其是手术后

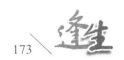

放疗、化疗期间的康复效果特别明显。

我总结了康复过程中的"名言警句"与大家分享：

多读书以养胆气，少思虑以养心气，戒真怒以养肝气，省言语以养神气，勿妄动以养骨气，行慈善以聚人气，能悟空者乐康寿。

张　波：

圆梦志愿者，我的康复之路越走越宽

编前按：

张波是一个不幸的癌症患者，1998 年卵巢癌Ⅲ期，2001 年卵巢癌脾转移，2002 年乳腺浸润导管癌，2013 年乳腺浸润小叶癌，历经 4 次手术、25 次化疗和 65 次放疗；张波又是幸运的，她坚强乐观，距离最初发现癌症已经 20 年，她依然精神抖擞、快乐地生活着。她逐渐康复后，积极主动地要求回报社会，作为志愿者，现身说法帮助病友们重树信心，与病友们携手同行，康复之路越走越宽。

从 1998 年 7 月被确诊为卵巢癌开始，就揭开了我与癌症大战的帷幕：1998—1999 年的一年时间里，做了手术及 7 次化疗；不到 3 年的恢复期后，2001 年 6 月发现卵巢癌脾转移，需要先做 8 次化疗；2002 年 6 月在脾转移等待换化疗方案的时候，我自己发现左边乳头有血色溢液，当即转到乳腺中心，经检查确诊是左乳浸润导管癌，一年时间里两种癌症"按下葫芦瓢起来"，轮番向我进攻。从 2001 年 6 月到 2003 年 6 月，两年时间，我做了两次大手术，先后 18 次化疗和 35 次放疗。2012 年末在家整理旧物，距离第 3 次癌症手术已经过去了 10 个年头，我当时也是 15 年的癌症康复者了，一直以来常备不懈的"住院战备包"被我打开，我想也应该让它们"刀枪入库"了吧。

不幸的是，2013 年 2 月例行复查时又发现了新问题，钼靶和磁共振都提示我的对侧乳腺占位肿物。因为有"前科"，马虎不得，遂遵医嘱，春节长假一过我就住进人民医院乳腺中心，周六办理住院手续，周日胸片、心电检查，周一术前 B 超定位。经 3 位主治大夫检查都找不到肿瘤，最后只能根据磁共振影像大致定位。术前谈话签字，主刀曹迎明大夫对我说："因为钼靶和磁共振都提示早期癌，虽然手诊摸不到、B 超也不能确定肿瘤，但我们要相信科学的检测，还是应该手术打开看看。"我明白大夫工作的严谨，但到目前为止，自我感觉身体状况还是不错，没有前 3 次癌症手术紧急危险的信号出现。我想这次即便是乳腺癌，也不应该是转移癌。曹大夫征求我的意见，是全切还是保乳？我说："我们志愿者小组下个月初还有病房探访工作，这是我最关心的社会活动！术后不化疗最好，以还能让我跳舞为原则，您就全权处理吧！"

周二在手术室，我是第 1 台手术……没过多久我就醒了，在手术室外走廊等待冰冻病理结果，看着第 2 台手术患者进去又出来，第 3 台手术患者进去又出来，这时曹大夫过来说："张波，咱们还要进去做个前哨淋巴结清扫。"我明白了，还是乳腺癌："哦，没问题。"我对大夫说。再一觉醒来我已回到了病房，除了包扎很紧的感觉，并无疼痛。周三大夫来查房："张波，下周一来医院换药，今天可以出院了。"哇，太好啦！4 天完成手术，打道回府！后来知道是右乳浸润性小叶癌，但因为发现早、治疗及时，被消灭在萌芽之中了。

　　一场又一场，与癌症的揭幕战、迫袭战、"趁火打劫"的偷袭战、遭遇战……果然是"生命不息，战斗不止"啊！经过了一次次的手术、化疗、放疗、内分泌药物治疗，虽然癌症一而再、再而三、继而四地不断纠缠，我却每次都能从容与癌共舞，耐心与癌周旋，感谢幸运之神总是眷顾于我。

　　人总是不满足，当生命徘徊在悬崖边、身子躺在病床虚弱无助的时候，心却渴望蓝天，奢望像白鸽一样展翅自由翱翔。身体在逐渐康复后，我又有了新的追求。

　　几年前的一次复查，和人民医院乳腺中心的曹迎明大夫聊天，我说："我病了这十多年，占用了很多社会资源，却无以回报社会，总觉得自卑、失落。"曹大夫说："现在国外有很多癌症患者康复后做起了义工、志愿者，与医院配合，深入病房探访新患者。""做个志愿者，真的可以吗？"这正是我和许多乳腺癌姐妹们的愿望啊！这不是旧社会"祥林嫂"式的逢人絮语，我几次三番与癌周旋的经历，事实胜于雄辩，证明癌症不等于死亡，癌症和其他慢性疾病是一样的，会有反复，医生需要不断地调整治疗方案，我们个人也需要不断调整自己的生活方式。我的经历也会让大家对于癌症这个慢性病有个新的认识。"等到医院也成立志愿者组织，我一定要参加！"因为我是康复中的癌症患者，现身说法，和新病友沟通更容易，我的今天就是新病友的明天。

　　2010 年 12 月，人民医院乳腺中心"阳光爱心志愿者俱乐部"成立了！此举圆了我和众多乳腺癌姐妹回归社会、回报社会的梦想。同时，在乳腺中心赵凤琴护士长倡导、帮助和指导下，我们又建起了自己的

QQ群组"找回自傲的我"网络平台，方便新老患者通过网络聊天、沟通、咨询医疗问题，组织学习健康讲座，教授乳腺康复操锻炼身体。经过培训的乳腺癌姐妹们，定期（每个月）回到病房奉献爱心，以志愿者的身份做探访工作。

一开始，很多乳腺癌病友们都是用陌生、悲伤而又无助的眼神望着我们，到后来听到她们"波姐，我可找到组织了！""看到你们，我就有盼头了！"的欣喜与感叹，看到新病友"阴转晴"的笑脸，也让我欢喜和幸福。我们给她们送上了一个个自制的祝福纸鹤，戴上传递爱心的粉红丝带，递上《癌症康复》杂志，病房中处处温暖，如沐春风。我们的QQ群组已经吸引了300多名姐妹加入，现在还在不断发展壮大。

回想得病之初，自己所以坚持再坚持，是为了家庭，是不甘心命运的安排，是要创造一个奇迹。十几年来，参加北京癌症康复会，群体抗癌，相互传递正能量，从过去只为了家庭的坚持，到如今将个人融入集体，参加艺术团，合唱、舞蹈、排练、演出，给杂志、报纸投稿，多方宣传抗癌理念。我虽然身患4种癌症、四进医院又四出，但我从没有放弃希望，抱定"胜利存在于再坚持一下的努力之后"的信念，终于实现了"做个志愿者"这个过去从不敢奢望的梦想。

做志愿者工作，只是我们的举手之劳，但却让更多的病友重新树立信心；面对人生，我们生命的价值从中又有了升华；将关爱传递，回馈社会，志愿服务，我无怨无悔，乐此不疲。

圆梦志愿者，实现了我的梦想，集结起更多的患病姐妹携手向前，让许许多多的癌症患者都能圆健健康康、快乐生活的梦想，希望我们大家的康复之路越走越宽！

刘宏振：

老年疾病多缠身，治疗有序巧安排

编前按：

老年人是癌症高发人群，而随着年龄增大还常常合并心脏病、高血压等疾病，如何安排好这些疾病的治疗刘宏振老先生给我们做了极好的示范。因他有消化道癌家族史，他一直坚持癌症尤其消化道癌症的筛查，并于2002年成功"揪"出胃癌，得以及时治疗。把癌症"处理掉"后，待身体恢复又处理了原有的心律失常问题，接下来又对随后逐渐出现的疝气、烂牙根、筛窦囊肿及鼻息肉都及时做了处理。癌症患者尤其是老年患者只要坚定生的信念、正确面对癌症、有序地处理多种疾病缠身的情况、合理地安排自己的生活，依然会活出绚丽的"夕阳红"！

因为我父亲、兄长和姐姐都因消化道癌症去世，从1975年开始我每年都做一次胃镜检查，一直到2002年之前都没有发现问题。2002年3月，我再次主动向大夫提出做胃镜检查，取出活检标本后，医生让我家属去送标本，我说："不用找家属，我寻找癌症多年，如果现在发现了，也很好。"我亲自把标本送到病理科，3天后病理结果出来了，为"胃贲门腺癌，低分化。"后来我便住进了河北省四院（肿瘤专科医院），5月7日在胸外科做了胃及部分食管切除手术。术后一周发现左侧胸水严重，再加上不能进食，半个月后体重由140斤降到90斤，还伴有恶心、呕吐。术后一个月单位组织到大连旅游，我也跟着去了，在饭店吃饭都单独给我做些流食。旅游回来后接到人民卫生出版社通知，我主编的《吃与健康》一书改编出版第二版，我就在病中进行了大量修改，于10月份把三十多万字的书改好，完成了任务。术后半年多，我仍然恶心、呕吐、食欲缺乏，主要靠输液维持。我把手术前后的病理片送到医科院肿瘤医院病理科会诊，张主任看后说："是早期胃癌。这真是不幸中的万幸啊！"后经PET-CT检查没有发现肿瘤复发、转移，医生判断恶心、呕吐、不能进食症状是由反流性食管炎引起，经药物治疗后症状逐渐消失，体重又恢复到110斤。身体逐渐康复后，我积极参加社会活动，先后到海南、福建、广西等地旅游，并抽时间写出《医标奇案》《健康知识选编》等书，还在报纸上发表一些科普文章。在日常生活中自己能做的事尽量不求人，自己做饭、洗衣，每次住院检查都不要家人照顾。当然，医院还是离不开的，我每3个月检查一次血生化指标，看各项指标比例是否正常，了解机体的环境平衡情况，便于医生及时掌握、处理。在饮食方面，我坚持杂食，每餐都是品种多、数量少、蔬菜水果天天都不少，长流水不断线，均衡营养。

其实我在1983年初体检时就发现了轻度血压异常，但当时没有引起重视，一年后出现血压不稳，忽高忽低，才开始用药调整，再后来又出现了心律失常、室性早搏。1985年初，一天晚上感到全身无力、心烦、心慌、出汗、饥饿感，急诊入院检查，心电图显示"频发性室性早搏，合并二联律、三联律"。经输液、吸氧等治疗半月后好转，但 ECG 检查发现心尖部缺血。出院后一直服用抗心律失常药物维持。经两年治疗后室性早搏好转，又出现了房性早搏，房性早搏有时 24 小时达 3000 多次。在此过程中我并没有忽略对消化道癌症的体检和筛查，正是由于我的坚持和谨慎，才于 2002 年 "揪" 出了胃癌并得以及时治疗。

胃癌术后的恶心、呕吐、食欲缺乏解决后，身体刚刚有些恢复，我又出现了左腹股沟疝，更要命的是心脏早搏仍严重，并出现美西律，2007 年最慢心律为每分钟 38 次，只得接受心脏起搏器安装，使心脏供血基本正常，早搏方有好转。2008 年，胃癌手术后 6 年时，疝气继续进展，长到了 10 厘米大，我想手术治疗，家里亲人都认为我年龄大、身体差，不同意做手术。我就自己住进医院，手术时才通知家属来签字，在全麻下顺利完成了手术。2009 年，又出现牙根发炎，引起面部肿胀，经输抗生素治疗消退，到口腔科系统检查后发现有 14 颗牙残根需处理，不然会经常发炎，长期用抗生素治疗也不太好，经与医生沟通，我说："长痛不如短痛，干脆一次把牙根处理掉"。医生同意我住院在全麻下把 14 颗牙根全清理干净。由于我多种疾病缠身，两个医生小心翼翼地用了一个多小时才把残根清除，牙根都变成了小骨片。2012 年，胃癌术后第 10 个年头，发现了筛窦囊肿及鼻息肉，于是再次进行了手术清除。

我们老年人随着年岁的增加，一些疾病会逐渐发生，很多老人都是多种疾病缠身，合理安排、有序治疗极为重要。比如我，进入老年后，在检出高血压、冠心病的基础上，我又 "揪出" 了胃贲门癌，于是当务之急是先把癌症处理掉，待机体恢复后再处理心律失常的问题，接下来又对随后逐渐出现的疝气、烂牙根、筛窦囊肿及鼻息肉都及时做了处理。需要注意的是，一定要根据自身的情况结合专业医生的意见及时处理，在治疗中家属出于关心提出不同的看法在所难免，但自己的身体要自己做主，不能轻易动摇。

癌症并不可怕，贵在早期发现，很多早期癌症都是可以治愈的。由于有癌症的家族史，我一直对癌症特别是消化道癌保持警惕，几乎年年做胃、肠镜检查，所以在贲门癌还处于较早阶段时就发现了。我知道有些病友，因为嫌做胃、肠镜难受，等到出现明显症状才发现，但也失去了早期治疗的时机，正是"一念之差，生死之间"啊！重视体检和癌症筛查，一旦发现肿瘤，应当机立断，及时处理。在治疗上，既要尊重医生的建议，自己也要积极参与，不断和医生沟通，找出适合自己的治疗办法。因为毕竟自己是"当事人"，对自己的身体、家庭、工作、经济情况和社会关系诸多方面都有全盘考虑。

癌症已成为一种慢性病，自己首先要有生的自信、生的希望，即使晚期患者也可以"带瘤生存"较长时间。希望更多的癌症患者尤其像我这样的老年患者能够坚定生的信念，正确面对癌症、有序地处理多种疾病缠身的情况，合理地安排自己的生活，依然活出绚丽的"夕阳红"！

吕伯伊：

感恩和回报让生命更精彩

编前按：

本文作者患胆管癌，术后经过了 10 次化疗，目前已存活了 22 年，在他的诊治及康复过程中，"感恩""回报"始终熠熠闪光。亲人无微不至的照顾、朋友同事的关爱和医务人员的细心体贴让他倍感温暖，也让他鼓起了战胜疾病的信心。康复后他加入了云南省癌症康复会，参加了绿洲艺术团，随后还担任了艺术团副团长、和《云南癌症康复》副主编，他始终怀着一颗感恩、回报的热心去行事做人，让生命绽放出了更美的芳华。世界因生命而精彩，感恩和回报让我们的生命更有意义！

　　我今年 77 岁，1996 年因患胆管癌接受了胰腺十二指肠切除术，术后已 22 年了。1996 年 2 月，我开始出现发烧、恶心等重感冒症状，医生按重感冒治疗，始终不见好转。2 月下旬又开始出现黄疸，自服仁黄疸症状无改善，不到 3 天就已全身重度黄疸，3 月 5 号被医生以疑似黄疸型肝炎收住到市三院（原昆明市传染病院，后改为昆明市第三人民医院），经反复检查，排除了各型肝炎、胆道蛔虫等疾病的可能，但还是无法确诊。后来市三院与昆医附二院肝胆科李立春主任联系，请求会诊，李主任答应让我到昆医附二院做胆管穿刺造影。于是3月20日上午9点多，我乘救护车被送到昆医附二院。当时有一位患者正在检查室内接受胆管穿刺检查，一直等到11点多，前面患者做完后我才进了检查室，就听到一个医生说："李主任现已十一点半，快下班了，做不完了，下午再做吧。"李主任回答说："这是外院送来的患者，等了一上午了，一定得做！你们准备，我来做。"李主任亲自披挂上阵，为我施行了胆管穿刺检查。当套管针刺入胆管将100毫升显影液注入时是整个过程中最疼痛难忍的时刻，当时我疼得几乎无法呼吸，感觉肚子都要爆炸了。李主任以高超娴熟的技术不到30分钟就做完胆管穿刺，找到新生物的准确位置并成功取材，拍下了X线片。确诊后，李主任通知我的家属尽快手术。

知道我病情的亲人、同事、朋友纷纷到医院探望，鼓励我要坚强，要相信医生一定能治好，握着一双双温暖的手，听着安抚的言语，尤其是那关注的眼神，我从亲人们的眼中看到无限的关切，看到了希望，热流在我心中涌动，我决心不辜负亲人的期望，一定要撑住，闯过这道难关。手术前要求预付1万元医药费，我单位在丽江，一时无法支付，我单位的上级云南省畜禽改良站领导得知这一情况，在手术前一天欧站长和几位副站长到医院看望我，交给医院1张2万元的转账支票，并对医生说："我们吕老师在这里住院，请你们多多关照。如果所需费用不够，就通知我们，我们马上就送过来。请你们一定把他治好！"我忘记了将要面临一场生死攸关的手术，只觉得自己在领导、亲友关爱的氛围中无比的温暖，也有了战胜病痛的信心。

3月24日是我手术的日子。手术室外集聚了二三十位亲人，有妻子、儿女、妹妹、妹夫等，还有从丽江来的同事、多年的故交好友，大家关切的目光让我感到欣慰。"要挺住！"我尽量展开笑颜，说："我会挺住的！"我顺利接受了胰十二指肠切除术，术后病理报告为腺癌。后来我才知道李主任从上午八点到下午四点多在手术台旁站了8个多小时，脚都肿了。因长期黄疸、血管壁脆弱，术中我曾一度大出血，有医生建议停止手术，但李主任坚定地完成了手术。原来准备的手术器械不够了，又立即组织到其他手术室征调，保证手术顺利进行。很多医务人员为保证手术的顺利进行默默地无私奉献，这些无不体现了他们对患者的关爱之情。

不幸的是，手术后5天我出现了细菌感染，经医务人员日夜守护，精心医治，住院100多天，先后输血4次2800毫升，终于把我从死神手里拉了回来。我入院时体重170斤，到出院时只有122斤，瘦得都脱形了，很多朋友、同事都认不出来。在术后的3个月时间里，科主任、主治医生、护士长、值班护士不间断地在病房巡视，我的妻子、儿女、妹妹、一直陪伴在我的身边，丽江的朋友、同事只要到昆明，就会到医院探望，亲切的问候、关切的嘱咐让我感到沐浴在爱的海洋，药物医治我身体的病灶，而医生、领导、亲人的关怀是我战胜疾病力量的源泉。我应该以一颗感恩的心来回报社会，回报关爱我的所有人。"要人人都献出一点爱，世界将变成美好的明天！"

我严格遵医嘱术后每3个月回医院化疗1次，后减为半年1次，3年中共做了10次化疗。1999年9月最后1次化疗结束后，医生告诉我以后不需要化疗了，让每半年去医院复查1次。从1996年2月到1999年9月3年多的时间，我经历了一次生死的考验，终于又活了回来。

为了更好地康复、帮助更多的癌症患者、回报社会，2004 年我加入了云南省癌症康复会，参加了绿洲艺术团，2009 年开始担任艺术团副团长，艺术团的癌友每周坚持排练，不辞辛苦，排练了许多健康向上的内容、贴近生活、紧跟时代步伐的节目，展示群体抗癌的风采，坚持科学抗癌的精神，积极参加社会各种演出活动。每年都有二十余次的演出活动。2012 年 5 月，艺术团还到云南省第三女子监狱开展"世界因生命而精彩"的主题帮教活动，并接受保山监狱的邀请到保山监狱参加以"携手关爱生命促进和谐改造"为主题的科教活动。艺术团的癌友们如火的热情温暖了一颗颗失落的心灵，同时大家抗击癌症不屈不挠的精神感召服刑人员走出心灵的沼泽，带着希望奔向新的生活。这一年我还接受任务开始担任《云南癌症康复》副主编、责任编辑，梳理了期刊的办刊指导思想，使期刊内容更丰富、更生动、更贴近会员群众，能够更有力地宣传抗癌康复理念，弘扬群众抗癌精神。康复会还多次组织摄影展，抓住生命中的精彩时刻，彰显了"科学抗癌、关爱生命"的正能量，经过历年的努力，图片质量不断提高，内容也不断丰富、完善，充分展示了康复会癌友对生命的渴望和对美好生活的向往。

我罹患癌症，从死亡的边缘走回来，是亲人、朋友和医务人员精心关爱呵护的结果，现在我康复了，我怀着一颗感恩、回报的热心去行事做人，让生命绽放出更美的芳华。我们康复会的癌友们都身患顽疾，都得到过社会和亲人无微不至的关怀，今天我们也尽自己的一点力量去温暖和影响那些心灵受挫的人，让他们感受到来自社会的关爱和宽容，让他们鼓起勇气面对人生，正视自己，树立起重新做人的勇气和信心！世界因生命而精彩，感恩和回报让我们的生命更有意义！

赵变生：

生命的抉择

编前按：

赵变生身患乳腺癌，震惊、痛苦、对手术抗拒……但为了责任、为了需要她的亲人们，她决定与命运抗争、与癌症抗争，经历了手术、康复训练、放疗、化疗的洗礼和另一侧乳腺肿瘤的治疗，她艰难地坚持了下来。她参加了红十字癌症康复会、天津市癌症康复会组织的"生命之爱艺术团"，还在李嘉诚捐资建立的宁养院担任志愿者，在帮助别人的同时也找回了自信和快乐。她和群体抗癌的癌友们满怀感激，要把大爱播种到各个角落，让爱的种子开花结果，要把幸福的音符传递到每个人的心间。

　　癌症至今仍是一个令听者为之色变的词语，很多人甚至不愿去多想，仿佛那是一蓬永不熄灭的毒火，可以轻易地灼伤靠近她的每一个人。我却常常回想起 18 个春秋的抗癌历程，一幕幕情景依然历历在目。1995 年 7 月单位组织一年一度的例行身体检查，之前每年体检都是乳腺增生，但这次医生建议我到专科医院去检查。我的心里一沉：坏了！

有问题？我马上又否认自己刚冒出来的想法：不可能啊，平时一贯健康的我怎么可能有问题呢？我也没什么不适感。其实这说明当时的我是那么的无知，事实上当时乳房上已经有橘皮征了。过了一个星期，我才跟爱人提起体检的事情，他听了以后，第二天就带我去了天津市肿瘤医院，医生检查完以后，就让家属进屋，让我出去了。我在门外小心地静听，听到医生告诉我爱人说 90% 是乳腺癌。当时我真正体会到了天昏地暗、五雷轰顶的感觉，我泪流满面，同时想到我的孩子刚 12 岁，双方老人也需要我的照顾。

1995 年 7 月入院后，我先接受了半个月的化疗。看到病房里乳腺癌术后姐妹们的刀口，我惊呆了！对于一个如此爱美的人，眼前的情景太残酷了。我无论如何也接受不了这个现实，决定放弃手术，顺其自然，即使离开也要完美谢幕。是主治医师的一句话点醒了我——"你不是为你自己活着，你还有孩子，还有父母！""是啊，上有父母，下有孩子，还有我的兄弟姐妹"。经过内心的激烈冲突，翌日我打起精神，决定接受手术治疗。为了那些需要我爱的人们，我要与命运抗争，与癌症抗争！

手术病理出来后，医生告诉我爱人我已是乳腺癌中晚期，最长一年半的生存期。术后的第四天拔除引流管，我就开始了肢体训练，整个胸大肌、胸小肌、乳房组织、腋窝淋巴组织已经被切除了，术后皮肤贴在肋骨上，但肉体的痛比起心灵上的痛已经不是最要紧的。康复训练真的很痛，为了让自己能在以后的生活里保持自立，我坚持每天的肢体训练，为以后的康复打下了良好的基础。大剂量的化疗和 35 次的放疗对我的身体伤害很大，治疗副作用几乎一度把我打倒，但我咬牙坚持了下来。我的生命不是我一个人的，那么多人都关心我、爱护我，我没有理由放弃自己。正在我庆幸闯过鬼门关的时候，命运又对我出了狠招，第一次治疗还没有结束又出现了新的问题，1997 年 6 月左侧乳房竟然又发现了肿块！当时觉得自己怎么这么倒霉？心里委屈得不行，但我没有别的选择，配合医生做了第 2 次手术，还好这次发现得早，没有转移灶。

刚做完手术时，走在大街上，碰见丰满的女孩子我都不敢看，那是曾经的我呀！标准的身材、低领的衣服、青春的曲线，总是让外人猜错年龄。直到认识了"红十字癌症康复会"的病友，找到了患者之家，看到了许多和我一样的姐妹们，她们的乐观感染了我，我终于迈过了心里那道坎，我觉得已经没有什么能够打垮我。泪水和着笑声，疼痛伴着坚韧，我终于完成了 3 年的治疗。我的身体也恢复了许多，有更多的精力和时间参与到康复会的活动中，并加入到天津市癌症康复会组织的"生命之爱艺术团"，跟团员们一起走上群体抗癌之路。一次次进出养老院和监狱等，一站站地排练和表演，全国各地都留下了我们的足迹，留下了我们的欢笑。记忆最深的是"青年管教所"的一次演出，有很多少年犯在观看我们的演出后都留下了悔恨的眼泪。后来管教对我们讲，很多少年犯都写了悔改书和决心书，"励志重新做人"。这些少年犯孩子们说："阿姨们都是癌症患者，还这么乐观，为我们义务演出，而我们是健康人，却不懂得珍惜自己的生命！以后我们一定好好改造，重新做人！"我也体会到：虽然我的身体残缺了，但心不能残缺，帮助他人的同时，也能使自己找到生活的方向，找到快乐。

很多乳腺癌患者在面对术后大面积的身躯创伤和肢体功能完整性

受损时，都会感到巨大的心理创伤。术后一段时间不敢直面自己那犹如长龙一般的刀口和塌陷的胸壁。手术的刀口虽然已经愈合了，可是心里的创伤无法形容。上肢功能也常常受到影响，更年期的表现提前出现，产生了沮丧、焦虑、悲伤、灰心等不良情绪。我加入到了志愿者队伍，为那些需要帮助的患者服务，忙碌在社会各种公益活动中。为新病友加油打气，帮助家境困难的人跑单位、拉赞助，为丧失信心的病患者现身说法。很多患者在我们的鼓励下走出人生的阴霾。

2001 年李嘉诚捐资建立了宁养院，需要志愿者为晚期患者免费送止痛药等临终关怀服务工作。我在第一时间报名加入到这支队伍当中，我把爱带给需要帮助的每个家庭，和那些患者分享痛苦，同时也感到了社会的温暖，让每个人有尊严地离开人世。我的工作得到了家人的支持，是由于他们的付出，我才有时间、才能自掏费用组织病友开展活动，为他们送去温暖和信心。我经常想什么是幸福？活着就是幸福。能做自己想做的事，患者的需要就是我的需要。人要活得有质量，要活得美丽，要活得精彩。

我的付出是值得的，"赠人玫瑰，手有余香"，我把爱传递出去，帮助别人的同时也给自己带来了快乐。我的付出也得到了社会和患者们的认可。1999 年我被评为天津市癌症康复会"奉献有为志愿者"，2000 年被评为中华医学会"世纪曙光抗癌明星"和天津市红十字会癌症康复会"抗癌勇士"，2003 年被评为《每日新报》"义工之星"，2005 年被评为天津市红十字会癌症康复会"抗癌明星"，2007 年被评为中国抗癌协会、天津市抗癌协会"抗癌明星"，2011 年被评为天津市抗癌协会"抗癌明星"，2013 年被评为五省市抗癌明星，个人事迹被中央电视台、人民日报、天津电视台、《每日新报》《今晚报》《天津日报》《城市晚报》等媒体报道。良好的社会支持，是癌症术后康复的一剂良药，社会支持是对乳腺癌患者应对疾病过程中最具有潜力的资源。对疾病的愈后康复，影响很大。

歌唱是一种交流与沟通的渠道。多年以来，"抗癌勇士合唱团"活跃在广大癌友中。团员有新患者，也有老患者，他们唱歌，他们交流，相互传授着抗癌经验。合唱团的足迹，走遍社区、养老院、音乐厅，为部队战士、"知青"、天安门国旗护卫队队员歌唱；我们与蒋大为、费翔、孙悦等同台演出。我们参与公益活动，为灾区募捐，曾获得天津市中老年"绿鹰杯"三等奖、鹤童老人院"奉献有为"奖和天津市"奉献有为"奖等。我们诠释着群体抗癌的重大意义，给社会和癌友们带来了欢乐、信心、勇气和力量。

人的生命只有一次，我们起死回生还要感谢广大医务工作者，是他们给予我们重新塑造自己的机会；也要感谢先进的医药科学技术和社会的支持。同时我们也把大爱播种到各个角落，让爱的种子开花结果，把幸福的音符传递到每个人的心间。愿世界更美好，愿所有的家庭幸福安康！

景　阳：

我爱我的向阳之家

编前按：

景阳是一位肾癌伴骨转移的患者，她的文字温馨隽永，让人不由深深地为之感动，这正是由于她有永远支持她、鼓励她的"小家"和"大家"。面临癌症的突袭，丈夫放弃一切、不离不弃、细心体贴照料，女儿懂事、不断地祝福和鼓励，其他亲人不遗余力地帮助和支持，"大家"的朋友们知音般地安慰……在"小家"和"大家"的帮助下，在爱情、亲情、友情的感召下，景阳的病情得到控制，生活也洒满阳光，信心十足地行进在康复之路上。她感觉：这样的生活，苦中有甜，回味悠远；这样的人生，充实温暖，无悔无怨！

　　列夫·托尔斯泰的代表作之一《安娜·卡列尼娜》是这样开篇的："幸福的家庭都是相似的，不幸的家庭各有各的不幸……"没错，我有一个跟很多家庭相似的幸福家庭，家人和睦融洽、生活温饱安宁，但这个家庭也有自己的不幸，因为女主人公，也就是我，景阳，是一位肾癌伴骨转移的患者。2003 年，癌症这个阴影飘忽的恶魔出现在我们的家庭中，不过它未能击倒我，相反，在与其较量中，我越来越坦然坚定、充满信心和勇气，这一切皆缘于我所拥有并深爱的家庭。

我的丈夫叫于长林，我们的女儿叫于歌。2003 年，女儿刚上初中，学业优异，我和丈夫人到中年，事业顺利，三口之家其乐融融，甜甜蜜蜜。9 月底，当我的肾癌诊断报告出现在面前时我们都不能相信，再换一家医院检查，结论依然是一样的明确刺眼。当时正值东北的深秋，我的丈夫却大汗淋漓，检查、住院、手术……他都一直陪在我身边，安抚着茫然和无助的我。在我和女儿面前，他镇静从容一如平日；而面对朋友他潸然泪下，说："景阳这些年跟我没过上什么好日子，现在眼瞅着生活越来越好了，她却得了这种病，我觉得对不起她……"在我住院前，他所在的外贸公司刚刚签下一份 2000 多万元的出口合同，作为总经理的他本已安排好了出国的行程。当我渐渐从手术的麻醉状态清醒过来，他伏在我耳边说："景阳，手术很成功，放心吧！出国的事我已经安排好别人去做了，我就在这儿陪着你，等着你一点点好起来……"这一幕我永远不会忘记。

手术后，他到处查阅资料，了解治疗信息，还从网上下载各种术后食谱，买来新鲜鱼肉蔬菜换着花样给我补充营养。吃过晚饭，上了一天班的他陪着我去公园散步。他不是一个情话绵绵、柔情似水的浪漫男人，却是一个行动先于语言、胜于语言的人。他的满腔情意就体现在过路口时的牵手和搀扶里，体现在每天变化的可口的饭菜里，体现在对妻子和女儿无言的宽厚里。在他的体贴和细心照料下，我的体重恢复了，脸色也红润了，术后两个月我又回到了工作岗位。

四年多的光阴就平静地过去了，我们以为癌症已经远离，生活之舟将扬帆千里。然而命运似乎要将它翻云覆雨的本事施展到底，2008年1月，我又被诊断出"肾癌左髂骨转移"。经历过了之前的考验，这次我们都显得镇定从容了。丈夫陪着我两次前往北京的几家医院检查、诊断，各个医生的意见和建议不尽相同，我们俩就坐下来仔细分析、比较，权衡利弊，力争做到多方面探寻信息，全方位综合评判。确定治疗思路和方案时，我们俩紧握右手以示郑重：就这么决定了，我们都不抱怨、不后悔、不灰心、不放弃，坚定地治下去，一步一步走下去！

寒来暑往、几度风雨，丈夫一直陪我走在治疗的征途上。几乎每个月，他都会和我一起出现在辽宁省肿瘤医院。我俩几乎成了该院内四科的"名人"，护士长称丈夫是"最佳陪护"，说我是"三好患者"，理由是：心态好，每次我出现，都挂着一脸微笑，带来一声问好，迈着轻盈脚步；行动好，遵医嘱按期检查治疗，不紧张也不忽略，亦张亦驰，不急不躁；效果好，善于与其他患者交流，传播乐观积极的情绪。老病号们都熟悉我们俩，经常有同病的患者到病房或打电话与我交流病情，探讨康复体会。

治疗在进行，生活在继续，我渐渐学会了适应"带瘤生存"的生活并在享受当代医药科技进步成果的过程中感受生活的乐趣。腿部疾患锁住我远行的脚步，丈夫就经常陪着我在市区及周边行走，体验我们居住的城市日新月异的变化，感悟生活的美好。我得病之初，我们就将病情告知女儿，让她在家庭抵御疾患的氛围中成长，并承担她应该担当的责任。最初听到我得了癌症的消息时读初一的女儿流泪了，马上把自己从小积攒的压岁钱交给爸爸，孩子那份倾尽所有为妈妈治疗的决心感动着我。以后的日子，女儿总会在适当的时候问候我、激励我，女儿高中住校时我们互发的祝福和鼓励短信至今仍保留在对方的手机上。女儿现在已经是一所重点院校的大三学生了，每周打给家里的电话，第一声总是甜润的"妈咪……"

最初几年，我的病情是瞒着年迈的父母公婆的。一病动全家，家里其他亲人都身体力行地投身到帮助我抗癌的生活中。只要我需要，我的大姐景无垠就放弃休息，为我买菜做饭、求医问药；在丈夫出差的日子，大姐风雨无阻地陪我去医院住院治疗；她主动承担起照顾父母的任务，不让我为此操心出力。我的二姐景畅，远在广州工作和生活，我的病时时急在她心上，痛到她心里。我做放疗、化疗时，她不能在床前陪伴，便会电话问候、短信鼓励、邮件笔谈，带给我精神的慰藉。她的短信："化疗日当午，滴流进肌肤。谁知千里外，心内如汤煮。""钢已经百炼，绕指柔成线。阴霾能驱散，阳光更灿烂。""月圆与缺，笑容就在那里，不喧不灭；云明与暗，脚步就在那里，不疾不徐。"……我回复："我们都那么美好那么善良，我们目光清澈心境清凉，我们彼此知晓、互相依傍，相信吧我一定能够承当。"……这些话语、文字都刻印在我的记忆中。

我丈夫的姐姐于滨，虽住在同一城市但相距甚远，且她工作繁忙，平日往来不多。但我生病后，她一次次来家中、医院看望我、照顾我，出钱出力在所不惜。她话语不多，但为我做的每件事，都会是我最迫切需要的。盛夏酷暑，她满脸汗水走进病房给我送来新鲜水果的情景，在她的嘴里是一件微不足道的小事，但却会温暖我一生。

王浩然是我二姐景畅的老朋友，当景畅向她倾诉对妹妹的牵挂时，浩然马上说：你妹妹也是我妹妹，在妹妹抗击癌症的道路上，我也要出一份力！就这样，我见到了浩然，一见之下，像是遇到了心灵知音，找到了终身朋友。接着我又结识了浩然的朋友张素媛、齐欣、吴金茹、王恩宇、张黎莎、吴桂杰……一位位好友，都和浩然一样给予我鼓励、支持和赞许，成为我战胜病魔的力量源泉。这个由浩然凝聚起来的群体起名"向阳公社"，这也成了我的"大家"。"向阳公社"这个名字极具年代气息，因为社员多是当年"知青"；名字很能表达心愿，因为人人心里都牵挂着景阳。他们写来诗句："哥哥姐姐心如焚，只恨自己不是神，祈盼上天降福音，赐予景阳健康身。"他们说："为景阳加油！愿你永远阳光灿烂！"向阳公社的成员们有时见面畅谈，更多的时候是在网络上、博客里给我鼓劲、加油。无论在网上还是生活中，每次相见，他们总如春风扑面而来，带给我难以言尽的愉悦和舒畅。大家对我说过的，不管是网上留言还是面对面交谈，都让我深深地记在心里，感动在情怀里。

在酷爱唱歌的浩然的引领下，今年3月，我走进了中老年艺术学校声乐班的课堂，学习乐理知识和演唱技巧，并在6月代表班级登上大剧场的舞台演出独唱。歌唱，给了我新的追求动力；友情，带给我更多的力量和勇气。

在"小家"和"大家"的帮助下，在爱情、亲情、友情的感召下，我的病情得到控制，生活洒满阳光，信心十足地行进在康复之路上。这样的生活，苦中有甜，回味悠远；这样的人生，充实温暖，无悔无怨。

后记

生我于斯，观汝于彼。若春之劲草、夏之繁花，又闻秋风瑟瑟、历经浩雪陈霜。人生似草木枯荣，度春夏秋冬，此间周而复始，纵然莫不向死而生，却无不云卷云舒、恣意释然。

触及例例鲜活的生命历程，怦然于心。与癌魔征战的每一位勇士，在命运中跋山涉水，追求"执子之手，与子偕老"的美好；在突至的逆境中奋起，迎接"金榜题名"的喜讯；在生命的驿站驻足，信守"与子成说"的承诺……

他们充满热情地活跃在各自的领域里发光发热，或用镜头捕捉生活中美的瞬间，或以歌声舞蹈传递生活的希望和美好，或教书育人，或怡儿孙共享天伦，或现身说法给身边的癌友以精神慰藉。

君有凌云志，济济入沧海。长风与骇浪，一笑亦抒怀。这些抗癌的勇士用血肉为谱、以生命做歌，或舒缓或高亢，这旋律是我所听闻的最为振奋和深切的生命之歌。

赠人玫瑰，手有余香。

感谢为本书搜集提供大量抗癌故事和素材的全国各省市自治区抗癌协会、康复会；

感谢为本书的出版付出辛勤汗水的天津科技翻译出版有限

公司及《癌症康复》杂志社的各位编辑；

　　感谢为本书的发行传播做出大量工作的辽宁同道、医药企业。

　　是你们的辛勤汗水，让一个个感天动地的抗癌故事得以广泛传播，鼓舞和激励广大癌症患者凯歌前行，书写各自生命的壮美诗篇。

中国抗癌协会秘书长：王瑛

2018 年 7 月 19 日